国家基本公共卫生服务项目

绩效评价指导手册

主　编　王志勇　秦真真

东南大学出版社
SOUTHEAST UNIVERSITY PRESS
·南京·

图书在版编目(CIP)数据

国家基本公共卫生服务项目绩效评价指导手册／王志勇，秦真真主编. -- 南京：东南大学出版社，2024. 10. -- ISBN 978-7-5766-1633-0

Ⅰ. R199.2-62

中国国家版本馆 CIP 数据核字第 2024AH7113 号

责任编辑：郭　吉　**责任校对**：周　菊　**封面设计**：王　玥　**责任印制**：周荣虎

国家基本公共卫生服务项目绩效评价指导手册

Guojia Jiben Gonggong Weisheng Fuwu Xiangmu Jixiao Pingjia Zhidao Shouce

主　　编	王志勇　秦真真
出版发行	东南大学出版社
出 版 人	白云飞
社　　址	南京市四牌楼 2 号(邮编：210096　电话：025 - 83793330)
网　　址	http://www. seupress. com
电子邮箱	press@seupress. com
经　　销	全国各地新华书店
印　　刷	南京艺中印务有限公司
开　　本	787 mm×1 092 mm　1/16
印　　张	13.5
字　　数	360 千字
版　　次	2024 年 10 月第 1 版
印　　次	2024 年 10 月第 1 次印刷
书　　号	ISBN 978-7-5766-1633-0
定　　价	98.00 元

本社图书若有印装质量问题，请直接与营销部联系，电话：025 - 83791830。

《国家基本公共卫生服务项目绩效评价指导手册》编委会

组织编写：南京市疾病预防控制中心

南京市基本公共卫生服务技术指导中心

主　　编：王志勇（南京市疾病预防控制中心）

秦真真（南京市疾病预防控制中心）

副　主　编（按照姓氏笔画排序）：

成建萍（南京市基层卫生协会）

曲红明（南京市妇幼保健院）

张海洋（江宁区疾病预防控制中心）

张　　键（秦淮区夫子庙社区卫生服务中心）

胡彩红（南京市疾病预防控制中心）

高　　磊（浦口区疾病预防控制中心）

前　言

在国家基本公共卫生服务项目的推进过程中,绩效评价作为衡量项目实施效果的重要手段,对于提升服务质量、优化资源配置、提高财政资金使用效率具有至关重要的作用,《国家基本公共卫生服务项目绩效评价指导手册》(以下简称《手册》)正是在这样的背景下应运而生的。《手册》由南京市基本公共卫生服务技术指导中心邀请相关专家编写,旨在为各级卫生健康行政部门、专业公共卫生机构以及基层医疗卫生机构提供一套科学、系统、实用的绩效评价工具和方法。

《手册》的编写严格遵循国家关于公共卫生服务项目绩效评价的要求,结合当前我国公共卫生服务的实际需求和发展趋势,注重理论与实践相结合,突出实践应用的指导性。全书内容涵盖了绩效评价的基本原则、方法、流程以及评价指标体系的构建等多个方面,力求为读者提供全面、深入、具体的指导。

在《手册》的编写过程中,我们特别强调了以下几个方面:

科学性:《手册》以《国家基本公共卫生服务规范(第三版)》为依据,确保评价方法的科学性。

实用性:针对不同层级、不同类型的公共卫生服务机构,提供了可操作的评价流程和工具,便于各级机构根据自身特点和需求,快速掌握并应用于实际工作中。

指导性:通过案例分析、操作步骤详解等方式,使《手册》成为一本能够指导实践、解决问题的实用手册。

发展性:随着公共卫生服务项目的不断深化和发展,绩效评价体系也需要不断更新和完善。《手册》在编写时预留了发展空间,以适应未来的发展需求。

我们希望《手册》能够成为各级卫生健康工作者在开展绩效评价工作时的得力助手,帮助他们更好地理解和运用绩效评价,提升公共卫生服务的质量和效率,为建设健康中国贡献力量。

最后,感谢所有参与《手册》编写、审校和提供宝贵意见的专家和同仁。我们期待读者的反馈和建议,以便不断改进和完善《手册》的内容。我们相信,通过大家的共同努力,一定能够推动我国公共卫生服务事业的持续发展,为建设健康中国贡献力量。

目　录

目 录

第一章

组织管理

第一节　绩效目标管理

一、绩效目标合理性

评价对象：区卫生健康部门。

要求：区级绩效目标设置依据充分，清晰明确，符合客观实际，及时下达。明确资金标准、任务指标、服务内容、工作要求、实施机构及职责分工等。

台账目录：

1. 区级原基本公共卫生服务项目实施方案。

2. 明确下辖各项目机构的绩效指标和年度指标值。

3. 县区年度项目资金下达文件（包括上级下达文件、本级下达文件）、本级同步下达辖区各项目机构的绩效目标表或工作任务表。

4. 成立区级技术指导中心办公室，有开展工作的台账资料；明确专/兼职管理机构和人员，明确专业公共卫生机构、基层医疗卫生机构的职能分工，建立技术指导专家组；建立基本公共卫生服务项目报表制度，专人负责。

示例1　区级原基本公共卫生服务项目实施方案

南京市　　　卫生健康委员会　文件
南京市　　　财 政 局

〔2023〕17 号

关于印发《南京市　　　2023 年基本公共卫生
服务项目实施方案》的通知

各医疗卫生单位：

为推进我区国家基本公共卫生服务项目实施，落实项目工作任务，加强项目管理，提高财政资金使用效益，提升项目服务质量与服务效果，促进基本公共卫生服务均等化。根据《国家基本公共卫生服务规范》（第三版）要求以及国家、省、市相关文件精神，现结合我区实际制定了《南京市　　　2023 年基本公共卫生服务项目实施方案》印发给你们，请各单位认真贯彻执行。

南京市　　　生健康委员会　　南京市　　　财政局

2023 年 3 月 12 日

抄报：市卫健委、市财政局，区政府办。

1

示例2　明确下辖各项目机构的绩效指标和年度指标值

附件1

████区 2023 年基本公共卫生服务项目
重点任务目标

1. 居民规范化电子健康档案覆盖率≥62%；
2. 适龄儿童国家免疫规划疫苗接种率≥90%；
3. 7 岁以下儿童健康管理率≥95%；
4. 0~6 岁儿童眼保健和视力检查覆盖率≥90%；
5. 孕产妇系统管理率≥90%；
6. 0~3 岁儿童系统管理率≥90%；
7. 肺结核患者管理率≥90%；
8. 社区在册居家严重精神障碍患者规范管理率≥80%；
9. 儿童中医药健康管理服务率≥79%；
10. 老年人中医药健康管理服务率≥72%；
11. 各中心完成年度内 60 岁及以上、65 岁及以上老年人城乡社区规范健康管理任务数，新区 65 岁及以上老年人城乡社区规范健康管理服务率≥64%；
12. 高血压患者基层规范管理服务率≥62%；
13. 2 型糖尿病患者基层规范管理服务率≥62%；
14. 传染病和突发公共卫生事件报告率≥95%；
15. 卫生监督协管各专业每年巡查（访）2 次完成率≥90%

示例3　县区年度项目资金下达文件(本级同步下达辖区各项目机构的绩效指标表)

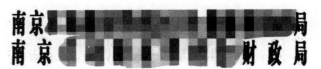

宁████〔2023〕125 号

关于预拨 2023 年区级第三批基本公共卫生
服务项目补助资金的通知

各社区卫生服务中心████：

根据《南京████基本公共卫生服务项目补助资金管理办法》（宁████〔2022〕130 号），以各基层医疗卫生机构和相关医疗卫生机构承担的服务人口数为基数，按照季度预拨、年终结算的原则，现于 9 月底前下拨区级第三季度基本公共卫生服务项目补助资金（具体分配表见附件1）。按照《关于做好 2023 年南京市基本公共卫生服务项目工作的通知》（宁卫基层〔2023〕10 号）等文件精神，同时下发《2023 年基本公共卫生服务项目绩效指标表》（见附件2）。请各单位严格按照项目补助资金管理办法要求，专款专用，对照绩效指标，倒排任务计划，确保年度工作指标按时完成。

— 1 —

二、绩效指标明确性

评价对象:区卫生健康部门。

要求:项目绩效指标与绩效目标匹配,明确清晰,可获得,可测量,绩效指标完整反映项目产出的数量、质量和项目效益、满意度。

台账目录:

1. 区级项目实施方案(含具体工作指标)。

2. 区级绩效评价方案(含绩效考核指标)。

3. 专业公共卫生机构以及其他有关机构开展相关业务指导的文件、计划或方案,指导覆盖率达100%,有记录、结果通报(含各项服务完成的数据)、区级年度绩效评价结果(含各项服务考核后数据)、比对年度指标值。

示例1 区级项目实施方案(含具体工作指标)

南京████区2023年基本公共卫生服务项目实施方案

为推进██基本公共卫生服务项目实施,持续扩大基本公共卫生服务覆盖面、优化服务内涵、提升服务质量,根据《关于做好2023年南京市基本公共卫生服务项目工作的通知》(宁卫基层〔2023〕10号),结合新区实际,制定本实施方案。

一、实施内容

依据《国家基本公共卫生服务规范(第三版)》,各实施单位提供原12类基本公共卫生服务项目,包括:居民健康档案管理、健康教育、预防接种、儿童健康管理、孕产妇健康管理、老年人健康管理、慢性病患者健康管理(包括高血压患者、2型糖尿病患者健康管理)、严重精神障碍患者管理、结核病患者健康管理、中医药健康管理、传染病和突发公共卫生事件应急处置、卫生监督协管项目。2023年度██基本公共卫生服务项目重点目标任务见附件1。

......

四、工作任务

(一)推进居民电子健康档案务实应用

规范推进电子健康档案建档工作,由家庭医生及服务团队对签约居民电子健康档案进行归口管理,进一步提高健康档案建档率、规范化电子档案覆盖率。加强电子健康档案核查,及时清理迁出、死亡及重复档案,纠正更新有空漏项、错项的档案,提高档案的真实性、准确性,实现居民健康档案向居民开放,切实满足居民在开展自我健康管理、接受诊疗和公共卫生服务过程中对健康档案调阅使用的需求。多途径向居民宣传健康档案在个人健康管理中的重要作用,切实提高电子健康档案的开放使用率。同时要做好网络信息安全的防护,防止个人信息的泄露。

(二)创新健康教育方式

树立健康优先、健康教育先行理念,将健康教育与基本公共卫生服务中重点人群的健康管理相结合,将传统手段与新媒体手段相结合。结合卫生健康主题宣传日,开展健康生活方式等面向

示例 2 区级绩效评价方案（含绩效考核指标）

南京市□□区卫生健康委员会
南京市□□区财政局 文件

□卫健字〔2022〕13 号

★

2022 年 □□区基本公共卫生服务项目
绩效考核方案

为进一步提高全区基本公共卫生服务项目管理效率和工作质量，提高项目资金使用效果，推动基本公共卫生服务项目全面、规范实施，区卫生健康委员会联合区财政局，结合我区基本公共卫生服务项目开展情况，制订本方案。

一、总体要求

通过基本公共卫生服务项目绩效考核，督促各级政府履行职责，落实基本公共卫生服务项目专项资金，加强资金使用管理，提高我区基本公共卫生服务项目工作质量，积极探索基本医疗与基本公卫深度融合，为社区居民提供全方位的健康管理。

二、考核依据

-14-

示例 3 区级年度绩效评价结果（含各项服务考核后数据）

南京□□□区

国家基本公共卫生服务项目
考核评估报告

（2022 年度）

南京市基层卫生协会

2022 年 11 月

第二节	政策制度

一、购买服务支付/补偿标准

评价对象：区卫生健康部门。

要求：区级出台购买基本公共卫生服务支付或补偿标准文件并按标准进行经费拨付和结算。

台账目录：

1. 区级基本公共卫生服务支付标准文件。
2. 按标准进行经费拨付和结算的文件。

示例1　区级基本公共卫生服务支付标准文件

南京市　　　卫生健康委员会
南京市　　　财政局　文件

　　卫〔2023〕18号

关于印发　　区 2023 年基本公共卫生服务
补助资金预算和支付标准的通知

各医疗卫生单位：

现将《　　　　2023 年基本公共卫生服务项目经费测算清单》和《　　　2023 年基本公共卫生服务项目经费支付标准》印发给你们．请各项目执行单位认真组织实施．

附件：

1.　　区 2023 年基本公共卫生服务项目测算清单
2.　　区 2023 年基本公共卫生服务项目经费支付标准

南京市　　区卫生健康委员会　　　　南京市　　区财政局
2023 年 3 月 12 日

示例2 按标准进行经费拨付和结算的文件

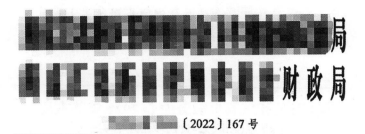

〔2022〕167号

关于2022年░░░区基本公共卫生服务项目
考核结果应用的通知

各社区卫生服务中心、░░░░░░░░░医院：

根据《关于印发<南京市░░░░2022年度基本公共卫生服务项目实施方案>的通知》（宁░░░░〔2022〕94号）精神，2022年7和11月，░委托南京市基层卫生协会对2022年度基本公共卫生服务暨家庭医生签约服务项目进行半年和全年绩效考核，根据考核结果进行应用，2022年░区基本公共卫生服务项目经费分配如下：

1. 2022年░区基本公卫服务项目经费总额为10839万元，其中人均5元用于基层医疗机构，按照各中心服务人口数共下拨541.95万元，剩余10297.05万元用于2022年基本公共卫生和家庭医生签约服务考核结果应用。

二、基层机构项目管理制度

评价对象：基层医疗卫生机构。

要求：机构制定内部项目实施方案，中心和站、卫生院和村卫生室任务分工明确，各项目有负责部门和责任人，制定内部绩效管理方式，有日常质量控制措施等。

台账目录：

1. 年度项目实施方案：12类具体指标、中心和站、卫生院和村卫生室任务分工。

2. 各项目负责部门和责任人。

3. 团队或站点（卫生室）任务清单。

4. 年度绩效评价方案。

5. 各类服务经费补助标准。

6. 项目质量控制方案（含质控措施）。

7. 基层医疗卫生机构提供接受上级或专业机构指导工作反馈资料。

示例1　基层机构年度项目实施方案

██████ 街道社区卫生服务中心文件

××卫〔2021〕08号　　签发人：××

██ 街道社区卫生服务中心2021年基本公共卫生服务项目实施方案

为规范实施基本公共卫生服务项目，提高服务质量，确保任务落实和群众受益，毫不松懈做好常态化……，根据区《……》（……）文件精神，结合我中心实际，制定本方案。

一、实施对象

××街道范围内的常住人口，包括户籍和非户籍居住6个月以上居民。

二、实施内容

………十二大类服务项目。

三、目标任务

（一）居民健康档案管理服务。2021年各团队（科室）继续按规范通过门诊、体检、上门服务等途径为辖区居民建立健康档案，高质量完成年度新建档案任务；推进健康档案务实应用，诊疗、体检、转诊等医疗卫生服务记录及时更新到健康档案中，提高档案使用率；各团队（科室）有计划核查健康档案，提高档案质量，推进电子健康档案向签约居民开放。（责任人：×××；实施团队（科室）：各家医团队）

（二）……

四、工作要求

示例2　基层团队或站点（卫生室）任务清单

中心各家庭医生团队责任区域和任务清单

团队名称	责任区域	服务人口	居民健康档案管理服务			老年人健康管理服务		慢性病患者健康管理服务						中医药健康管理服务	首诊签约服务人数
			建档数	动态使用数	开放数	60岁及以上老年人健康管理数	65岁及以上老年人健康管理数	高血压患者管理数	高血压患者规范管理数	血压控制数	2型糖尿病患者管理数	2型糖尿病患者规范管理数	血糖控制数	65岁及以上老年人中医药健康管理服务数	
第一团队															
第二团队															
第三团队															

示例3　基层机构年度绩效评价方案

南京市××区××社区卫生服务中心文件

××社卫字〔2023〕18号

关于印发《2023年××区××社区卫生服务中心原

基本公共卫生服务项目各类服务经费补助标准》的通知

各科室、各团队：

2023年××区原基本公共卫生服务项目人均经费为100元。依据2023年原基本公共卫生服务项目预算，根据上级相关文件精神、中心2023年原基本公共卫生服务项目实施方案，制定了《2023年××区××社区卫生服务中心原基本公共卫生服务项目各类服务经费补助标准》，现予印发，请遵照执行。

南京市××区××社区卫生服务中心
2023年3月12日

示例4　各类服务经费补助标准

2023年××区××社区卫生服务中心基本公共卫生服务项目各类服务补助标准

序号	服务项目	项目内容	家庭医生服务团队、相关科室
一	居民健康档案管理	1.个人基本信息表	新建居民健康档案10元/人，内部质控：5元/人
		2.基础健康体检	15元/人（含血型5元/人）
		3.动态记录	手工录入档案动态更新1元/人
		4.健康档案审核开放	5元/份
二	健康教育	1.发放印刷资料	1元/份
		2.播放音像资料	3元/天
		3.更新健教宣传栏	更换展板　30元/次
		4.健康咨询	80元/次，内部质控：10元/场
		5.健康知识讲座	200元/次，内部质控：10元/场
		6.门诊以及住院病人个体化健康宣教	5元/人（含登记）

续表

序号	服务项目	项目内容	家庭医生服务团队、相关科室
三	预防接种	预防接种	接种5元/人次
		建卡	5元/人
		疫苗入库、盘库	20元/次
		查验接种证	2元/证
		一类疫苗	登记1元/针、接种1元/针
		二类疫苗	登记2元/针、接种2元/针
		预防接种不良反应	处置报告200元/例
		疫苗冷链突发事件	及时处置200元/次

示例 5　项目质量控制方案（含质控措施）

××社区卫生服务中心

基本公共卫生服务质量控制方案

为全面提高中心基本公共卫生服务工作质量，提升居民服务感受度和满意度，持续推动基本公共卫生服务高质量发展，根据上级文件精神，结合中心实际，制定本中心基本公共卫生服务质量控制方案如下：

一、成立（调整）基本公共卫生服务质量控制小组

（一）中心成立由家庭医生服务团队队长组成的质控小组，分别负责居民健康档案管理、健康教育、预防接种、儿童健康管理、孕产妇健康管理、老年人健康管理、慢病患者健康管理、结核病患者健康管理、严重精神障碍患者管理、中医药健康管理、传染病和突发公共卫生事件报告与处置、卫生监督协管服务质控检查。

（二）各团队（科室）由骨干人员组成质量控制小组，全面负责本团队（科室）基本公共卫生服务质量检查。

二、质量控制措施

（一）团队或科室质量控制。各团队（科室）结合工作实际，每月开展质量检查，对检查中存在的问题、薄弱环节进行分析，提出整改措施并落实整改。

（二）中心质控组质量控制。中心质控组按照各项目质量检查标准，至少每季度一次分组、分项目进行检查和督导，

第三节　管理落实

一、信息系统建设与应用

评价对象：区卫生健康部门（以查看系统为主）。

要求:电子健康档案务实应用,反映区级电子健康档案务实应用水平和效果。建立并应用基本公共卫生服务相关信息管理系统,逐步健全居民电子健康档案、健康数据的管理和应用。

台账目录(参考):

1. 制定或转发指导本区卫生信息平台建设的文件。

2. 区域内体检、诊疗等服务信息及时归集到居民健康档案中截图佐证。

3. 电子健康档案向居民开放路径(截图佐证)。

4. 电子健康档案向居民开放内容(截图佐证)。

5. 老年人、高血压、糖尿病、孕产妇四类重点人群开放数量不低于其规范管理数(截图佐证)。

6. 取消纸质档案的地区按照省里文件向省级相关部门提出取消纸质档案的申请文件。

二、系统统计功能完善

评价对象:区卫生健康部门(以查看系统为主)。

要求:健康档案系统、老年人健康管理系统、高血压和糖尿病系统能够统计绩效评价指标,统计路径符合国家规范。

台账目录(参考):

1. 健康档案管理系统统计路径及结果(截图佐证)(实际考核时现场查看系统)。

2. 老年人健康管理系统统计路径及结果(截图佐证)(实际考核时现场查看系统)。

3. 高血压患者管理系统统计路径及结果(截图佐证)(实际考核时现场查看系统)。

4. 糖尿病患者管理系统统计路径及结果(截图佐证)(实际考核时现场查看系统)。

三、人员培训

评价对象:区卫生健康部门、专业公共卫生机构、基层医疗卫生机构。

要求:区卫生健康部门或者专业公共卫生机构组织基层医疗卫生机构开展第三版服务规范等培训,基层医疗卫生机构开展机构内部第三版服务规范等培训。培训含老年人、高血压和糖尿病患者、孕产妇、儿童等重点人群健康管理技能培训,相关基本公共卫生服务提供人员参与现场培训达到90%,新参加基本公共卫生服务工作人员需先培训后上岗。

台账目录:

1. 区级培训工作制度、年度培训计划、培训目录表、区级培训通知、签到、课件、图片等。

2. 基层医疗卫生机构年度培训计划、应参培人员名单、新上岗人员名单、培训目录表、培训通知、签到、课件、图片等。

示例1 区级培训目录表

××区2022年基本公共卫生服务项目培训台账目录

序号	培训时间	培训项目	备注
		区级	
1	2022-11-25	江苏省基本公共卫生服务项目进展表等报表填报培训	通知、签到、照片、课件
2	2022-11-28	基本公共卫生服务项目工作培训(组织管理、资金管理、绩效考核,分12类培训)	通知、签到、照片、课件
		专业公共卫生服务机构(疾控)	
3	2022-03-18	健康教育工作培训	通知、签到、照片、课件
4	2022-03-30	慢性病、重度精神分裂、居民健康档案等	通知、签到、照片、课件
5	2022-05-12	结核病患者健康管理服务培训	通知、签到、照片、课件
6	2022-07-05	严重精神障碍患者管理项目培训	通知、签到、照片、课件
7	2022-09-21—2022-09-22	预防接种工作培训	通知、签到、照片、课件
8	2022-11-14	健康教育工作培训	通知、签到、照片、课件
9	2022-12-14	结核病防治工作培训	通知、签到、照片、课件
10	2022-12-15	传染病及突发公共卫生事件报告管理培训	通知、签到、照片、课件
		专业公共卫生服务机构(妇幼)	
11	2022-03-18	高危孕产妇分类分级管理培训	通知、签到、照片、课件
12	2022-04-05	高危儿、体弱儿分级分类管理培训	通知、签到、照片、课件
13	2022-11-02	高危儿、体弱儿分级分类管理培训(第二期)	通知、签到、照片、课件
14	2022-12-02	孕产妇健康管理服务规范培训	通知、签到、照片、课件
		专业公共卫生服务机构(卫生监督)	
15	2022-02-26	解读卫生监督协管服务项目技术及省市区考核指标、方案	通知、签到、照片、课件

示例2 机构培训目录表

××中心2023年基本公共卫生服务项目培训台账目录

序号	培训时间	培训项目	备注
1		居民健康档案管理服务规范、老年人健康管理服务规范	通知、签到、照片、课件等
2		高血压和糖尿病患者健康管理服务规范、基层高血压防治管理指南、基层糖尿病防治管理指南	通知、签到、照片、课件等
3		健康教育服务规范、预防接种服务规范	通知、签到、照片、课件等
4		0~6岁儿童健康管理服务规范	通知、签到、照片、课件等
5		孕产妇健康管理服务规范	通知、签到、照片、课件等
6		严重精神障碍患者管理服务规范	通知、签到、照片、课件等
7		肺结核患者健康管理服务规范	通知、签到、照片、课件等
8		中医药健康管理服务规范	通知、签到、照片、课件等
9		传染病及突发公共卫生事件报告和处理服务规范	通知、签到、照片、课件等
10		卫生计生监督协管服务规范	通知、签到、照片、课件等

四、项目常规宣传

评价对象:区卫生健康部门、基层医疗卫生机构。

要求:区卫生健康部门、基层医疗卫生机构采用多种方式,通过多种媒体平台宣传基本公共卫生服务项目,提高居民对项目的知晓率。

台账目录:

1. 有与区级宣传、财政等相关部门建立协作工作机制的文件或相关工作记录,区级年度宣传方案或计划,基层年度宣传计划。

2. 新媒体、标语横幅、宣传折页、广场主题宣传等多种形式的基本公共卫生服务项目宣传活动资料。

3. 向社会公示服务机构、服务内容、服务方式的支撑材料,如 APP 公示截图(考核时现场展示)。

4. 区级在显著位置张贴或者视频播放或展板展示国家制作的宣传壁报佐证资料。

5. 基层医疗卫生机构在显著位置张贴或者视频播放或展板展示国家制作的宣传壁报佐证资料。

6. 在居民小区、市民活动广场、电视台、电台、地铁、公交等公共场所播放基本公共卫生服务项目公益广告佐证资料。

7. 显著位置明示"国家基本公共卫生服务项目"基本公共卫生服务项目纸质宣传材料。

示例　项目宣传活动记录

项目宣传活动记录

序号	宣传时间	宣传地点	宣传形式（阵地宣传、广场宣传、网络宣传）	宣传主题	备注

五、质量控制

评价对象:区卫生健康部门、基层医疗卫生机构。

要求:区级卫生健康部门对本区在省市级评价中发现问题的整改落实情况,体现服务质量持续改进;基层医疗卫生机构对上级部门评价督导发现问题的整改落实情况,体现服务质量持续改进。

台账目录:

1. 区级上年度项目服务质量改进报告或者问题整改报告(含问题原因分析、采取的改进措施、整改结果及相关佐证材料)。

2. 基层医疗卫生机构上年度项目服务质量改进报告或者问题整改报告(含问题原因分析、采取的改进措施、整改结果及相关佐证材料)。

3. 基层医疗卫生机构基本公共卫生服务项目质量控制措施方案。

4. 基层医疗卫生机构按季度质控检查记录或每季度自查跟踪管理记录等。

示例 每季度自查跟踪管理记录

2022 年一季度基本公共卫生服务项目存在问题整改情况记录

单位: __AA__ 社区卫生服务中心　　　　　　　　记录日期: **2022 年 6 月 6 日**

项目名称	2022年一季度存在问题、原因分析	整改措施	复查评价
1、居民健康档案管理服务			
2、健康教育服务			
3、预防接种服务			
4、0-6岁儿童健康管理服务			
5、孕产妇健康管理服务			
6、老年人健康管理服务			
7、高血压患者健康管理服务			
8、糖尿病患者健康管理服务			
9、严重精神障碍患者管理服务			
11、中医药健康管理服务			

第四节　绩效考核

一、绩效评价组织管理

评价对象:区卫生健康部门。

要求:区制定用于指导本区原有基本公共卫生服务项目绩效评价的制度、方案、绩效评价指标体系。区级绩效评价的有关方案、指标等应符合国家及省市卫生健康、财政部门有关要求。获得绩效评价结果并及时通报,将评价结果与补助资金挂钩。

台账目录:

1. 绩效评价方案。

2. 绩效评价通知。

3. 评价过程资料(各类服务考核工具表等)。

4. 绩效评价报告(含完整的评价结果、获得的各项服务完成数据)。

5. 绩效评价通报(含下辖各机构的评价得分、排名)。

6. 绩效评价结果应用文件(依据评价结果分配项目资金,提供资金分配文件、拨款财务凭证,12月份考核时本年度未完成可查上年度相应文件)。

二、绩效评价工作落实

评价对象:基层医疗卫生机构。

要求:基层医疗卫生机构建立内部绩效评价制度,开展对机构内部家庭医生团队、科室和岗位以及承担工作任务的服务站、村卫生室的绩效评价。

台账目录:

1. 机构内部绩效评价方案。

2. 机构绩效分配方案(明确经费分配标准)。

3. 机构内部绩效评价指标和标准(含数量和质量指标,项目齐全)。

4. 机构评价过程资料(各类服务考核工具表等)。

5. 12类服务评价考核情况(含完整的评价结果、评价考核后的各项服务完成数据)。

6. 绩效评价结果兑现经费资料。

示例1　机构内部绩效评价指标和标准

2023年××社区卫生服务中心家庭医生服务团队基本公卫服务考核标准

考核对象:家庭医生服务团队

项目	考核内容	评价标准和考核方法	分值
组织管理	有年度团队工作计划、总结,掌握服务对象基础信息	现场查阅资料,台账不齐全扣0.5~1分;未掌握服务对象基础信息扣2分	5
	参加各级培训,开展项目宣传,定期自查整改,报表上报及时准确	现场查看宣传氛围,查阅培训、宣传活动资料,自查整改资料,一项不符合要求扣0.5分;报表填写不完整、不准确,上报不及时各扣1分	5
居民健康档案管理服务	为辖区居民建立健康档案,档案信息完整、真实,填写(录入)规范,动态维护健康档案。居民门诊、体检、随访时实使用健康档案,及时更新健康档案信息,提高健康档案使用率	每个团队抽查20份档案,核查档案完整性、规范性及动态使用记录。电子建档率=电子健康档案建档率/90%×2.5分,建档率≥90%得2.5分;档案有缺漏项或错项达3处以上为不合格档案。抽查的居民规范化电子健康档案覆盖率/62%×5分。抽查的健康档案使用率/50%×2.5分	10
健康教育服务	每季度为辖区居民开展一次健康教育讲座。结合卫生健康宣传日开展健康咨询活动,全年不少于四次。门诊诊疗、上门访视服务时提供个体化健康教育,向老年人、慢病等重点人群发放健康教育资料	查看团队台账资料,电话核实,讲座内容和受教人群符合要求,单场次参加人数≥30人,一项不符合要求扣1分。咨询活动次数、内容一项不符合要求扣1分。电话核实未收到健教资料一例扣0.5分	10
慢性病患者健康管理服务	按规范开展高血压、糖尿病筛查工作,完成中心下达的责任区域高血压、糖尿病患者管理任务,每季度面对面随访一次,血压、血糖控制不满意者要增加随访次数,进行分类干预,服务后及时将相关信息记入患者的健康档案。为高血压、糖尿病患者每年进行1次较全面的健康体检。通过规范的健康管理,辖区高血压、糖尿病患者血压、血糖控制率达标	1.每个团队抽查20份高血压患者健康档案,核查是否为有效档案;随机抽查10份档案,核查是否规范、最近一次面对面随访记录的血压情况;随机抽查5份不失访高血压患者档案,入户或电话访谈,核对档案真实性。(1)得分=高血压患者健康管理数/中心下达的管理任务数×3分;得分=有效档案/20×1。(2)得分=抽查的高血压患者规范管理率/62%×6分;不真实健康管理发现1例扣1分,扣完为止。(3)得分=抽查的最近一次面对面随访血压达标人数/10/40%×5分 2.每个团队抽查20份糖尿病患者健康档案,核查是否为有效档案;随机抽查10份档案,核查是否规范、最近一次面对面随访记录的血糖情况;随机抽查5份不失访糖尿病患者档案,入户或电话访谈,核对档案真实性。(1)得分=糖尿病患者健康管理数/中心下达的管理任务数×3分;得分=有效档案/20×1。(2)得分=抽查的糖尿病患者规范管理率/62%×6分;不真实健康管理发现1例扣1分,扣完为止。(3)得分=抽查的最近一次面对面随访血糖达标人数/10/40%×5分	30
老年人健康管理服务	按规范为责任区域老年人提供包括健康体检在内的健康管理服务,完成中心下达的60岁及以上、65岁及以上老年人健康管理任务。65岁及以上老年人规范健康管理率=(上报中心的老年人健康管理人数×抽查发现的有效档案数/抽查档案数)/辖区内65岁及以上常住老人数	1.每个团队抽查10份60~64岁老年人健康管理档案、抽查20份≥65岁老年人健康管理档案,核查是否有效;抽查5份核查真实性。(1)60岁及以上老年人规范健康管理完成数/任务数×10分。(2)65岁及以上老年人规范健康管理率/64%×15分,≥64%得20分。(3)不真实健康管理发现1例扣1分,扣完为止	30
老年人中医药健康管理服务	按规范为责任区域65岁及以上老年人提供中医药健康管理服务,包括中医体质辨识、中医药健康指导等。老年人中医药健康管理服务率=(上报中心的老年人中医药健康管理人数×抽查核实的老年人中医药健康管理人数/抽查人数)/辖区内65岁及以上常住老人数	每个团队抽查20份已经健康管理的老年人健康档案,核查是否为有效,抽查5份查真实性。得分老年人中医药健康管理服务率/72%×10分,≥72%得满分。不真实健康管理发现1例扣1分,扣完为止	10
总分			100

示例 2　机构评价过程资料(各类服务考核工具表等)

高血压患者健康档案有效性核查原始记录表

团队名称：＿＿＿＿＿＿＿＿＿＿＿＿＿＿

序号	抽查档案编号	是否有效档案（是打钩，否打叉）	序号	抽查档案编号	是否有效档案（是打钩，否打叉）
1			11		
2			12		
3			13		
4			14		
5			15		
6			16		
7			17		
8			18		
9			19		
10			20		

档案有效性定义：高血压患者为原发性高血压，已确诊。并在 2020 年 12 月 31 日前建档，至少有一次随访记录。

考核人（签字）：　　　　　　　　考核时间：　　　年　　月　　日

高血压患者健康管理规范性核查记录表

团队名称：＿＿＿＿＿＿＿＿＿＿＿＿＿

序号	抽查档案编号	患病情况：①高血压②高血压和糖尿病③高血压和其他疾病	是否合格（合格打勾，不合格打叉）	不合格原因
1				
2				
3				
4				
5				
6				
7				
8				
9				
10				

▪　考核人（签字）：＿＿＿＿＿＿＿　　　考核时间：＿＿＿年＿＿月＿＿日＿＿

第五节	年度重点工作

一、城乡社区医防融合能力提升

评价对象：区卫生健康部门、基层医疗卫生机构。

要求：以 0～6 岁儿童、孕产妇、老年人、高血压和糖尿病患者等重点人群为切入点，将重点人群健康管理与临床诊疗工作有效衔接和整合。

台账目录：

1. 区级促进医防融合的文件。

2. 基层医疗卫生机构医防融合服务流程（体现全科医生参与）。

示例 1　区级促进医防融合的文件

████区基层慢病防治医防融合工作实施方案（试行）

为全面落实《"健康中国"2030 规划纲要》精神，围绕突出重点，做实、做精、做细基本公共卫生服务项目相关要求，着力提高慢病管理水平，结合新区工作实际，特制定本方案。

一、工作目标

以家庭医生签约服务为抓手，坚持基本公共卫生和基本医疗"两手抓"，结合分级诊疗制度建设和家庭医生签约服务，发挥基层医疗卫生机构网底作用，探索在高血压及糖尿病预防-筛查-诊断-治疗-转诊-随访-康复-护理-自我管理等服务全链条的各个环节实现医防融合，推动高血压、糖尿病患者发现率、行为改变率、服药率、服药依从率、血压、血糖控制率等指标明显提升，推动实现高血压、糖尿病患者全过程、全周期健康管理。提高患者规范管理率和血糖控制率，减少或延缓并发症的发生，切实提高居民生活质量，最终实现以医带防、以防促医、医防融合的工作效果。

二、实施范围

新区在基本公共卫生服务管理 1 年以上或与家庭医生服务团队签约的高血压、糖尿病患者。

三、技术规范

国家基本公共卫生服务规范、《国家基层高血压防治管理指南（2017）》、《国家基层糖尿病防治管理指南（2018）》、《中国 2 型糖尿病防治指南(2017 版)》、《高血压、糖尿病分级诊疗重点任务及服务流程图》、《高血压分级诊疗服务技术方案》《高血压分级诊疗服务中医技术方案》《中国高血压防治指南（2017 年版）》、《中国血压测量指南》等。

示例 2　机构医防融合服务流程(体现全科医生参与)

高血压医防融合工作流程图

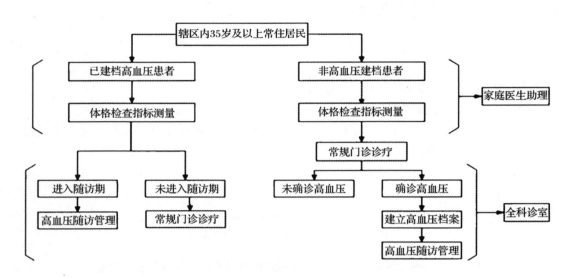

二、"一老一小"健康管理

评价对象:区卫生健康部门。

要求:切实做好"一老一小"健康管理服务工作,积极推进老年人健康管理服务和儿童健康管理服务。区级相关文件要能体现优化老年人健康体检项目,优化服务流程,加强老年人体检质量控制;结合老年人健康体检大数据分析,优化区域老年人健康管理服务等工作。强化0～6岁儿童健康管理服务,为0～6岁儿童提供规范化、高质量的健康管理服务,强化儿童视力检查、眼保健和发育评估等工作。

台账目录:

1. 区级推进"一老一小"健康管理服务的文件(如出台《关于进一步加强老年人健康管理服务的通知》《关于加强0～6岁儿童健康管理服务的通知》等文件)。

2. 区级上一年度老年人健康体检结果的分析报告。

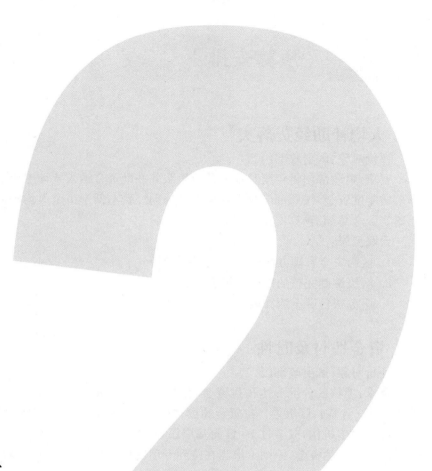

第二章

资金管理

第一节　预算安排

一、人均补助经费落实

评价对象：区财政部门。

要求：财政部门将年度基本公共卫生服务补助资金纳入统计卫生部门年度部门预算，足额落实年度资金，按照部门决算数据人均补助经费不低于市定人均补助标准，人均项目经费＝落实资金总额/预算安排人口数。

台账目录：

1. 区级资金管理办法（与财政会签文）。

2. 区级编制完整的部门预算表。

3. 服务项目资金测算表。

二、资金拨付及时性

评价对象：区财政部门。

要求：考核区分批下达预拨资金，依据地方第一批预拨资金的拨付和到账时间。每年3月31日（含）前，区级第一批资金预拨；每年6月30日（含）前，财政部门将预拨资金拨付至基层医疗卫生机构，或7月10日前基层医疗卫生机构到账。接到上级转移支付资金后，应当及时分解下达资金，原则上应当在接到专项转移支付后30日内分解下达到位。

台账目录：

1. 区级资金拨付汇总表。

2. 省、市资金下达文件（核查资金到位及时率）。

3. 基本公共卫生服务项目资金报表（须与市级下达数一致）。

三、资金到位率

评价对象：区财政部门。

要求：考核按时序进度，基层医疗卫生机构（或其他相关服务提供机构）的年度项目实际到位资金情况。资金到位率＝实际到位资金/预算安排资金×100%。每年6月30日（含）前（基层医疗卫生机构7月10日前），资金到位率达到60%。每年12月31日（含）前，全区基层医疗卫生机构资金到位率达到当年项目资金预算总额的100%。

台账目录：

1. 区级资金拨付汇总表（上半年超过60%）。

2. 基本公共卫生服务项目资金报表。

四、工作经费补助安排

评价对象:区财政部门。

要求:考核区级有用于基本公共卫生服务项目督导、培训、考核等工作的经费。

台账目录:

1. 基本公共卫生服务项目经费补助的有关文件。

2. 工作经费使用凭据。

第二节　预算执行

一、预算执行率

评价对象:基层医疗卫生机构。

要求:考核截至年底,基层医疗卫生机构对预算安排的年度项目资金的支出进度。预算执行率＝实际支出资金总额/预算安排资金×100％。

台账目录:

1. 基层医疗卫生机构预算表。

2. 收入明细账。

3. 支出明细账。

4. 资金管理办法。

二、村卫生室补助到位情况

评价对象:基层医疗卫生机构。

要求:考核截至考核日,考核街镇按照年度项目工作要求和考核结果,向全街镇所有提供基本公共卫生服务的村卫生室及时、足额支付年度项目补助经费。实际落实补助资金比例＝全街镇所有提供服务的村卫生室年度项目到位补助资金总额/全街镇年度项目预算资金总额。

台账目录:

1. 村卫生室补助资金分配方法。

2. 资金管理办法(明确各项服务的补助标准)。

3. 基本公共卫生服务项目绩效考核方案(办法)。

4. 对村卫生室年度项目服务提供情况的考核结果(含考核后数量、质量)。

5. 卫生院年度项目资金的到账通知。

6. 拨付村卫生室项目补助经费的有关会计凭证等。

第三节	财务管理

一、财务核算

评价对象：基层医疗卫生机构。

要求：按照财务制度和会计制度要求，对项目资金进行财务管理和会计核算。

台账目录：

1. 财务管理资料。

2. 会计核算资料。

二、资金使用

评价对象：基层医疗卫生机构。

要求：考核基层医疗卫生机构按照有关财务制度和项目工作要求，使用项目资金，向目标人群提供免费服务的情况。资金使用合规率＝使用合规资金额/项目资金总额。

台账目录：

1. 省、市、区级卫生健康、财政部门制定的资金管理制度。

2. 机构在考核年度项目支出的有关会计凭证。

3. 免费提供相关服务的佐证资料。

第三章

居民健康档案管理服务规范

导　语

本章节主要围绕《国家基本公共卫生服务规范(第三版)》居民健康档案管理服务规范相关要点及绩效评价考核内容,针对居民健康档案的内容、健康档案的建立、健康档案的使用,从报表填报、健康档案建档率、规范化电子健康档案覆盖率、健康档案使用率、健康档案开放等多个角度,就现场考核要点、考核流程、评分方式及相关疑问解答等内容展开编写。

第一节　绩效评价相关要点

一、服务对象

辖区内常住居民(指居住半年以上的户籍及非户籍居民),以 0~6 岁儿童、孕产妇、老年人、慢性病患者、严重精神障碍患者和肺结核患者等人群为重点。

二、服务内容

(一)居民健康档案的内容

居民健康档案内容包括个人基本信息、健康体检、重点人群健康管理记录和其他医疗卫生服务记录。

1. 个人基本情况包括姓名、性别等基础信息和既往史、家族史等基本健康信息。

2. 健康体检包括一般健康检查、生活方式、健康状况及其疾病用药情况、健康评价等。

3. 重点人群健康管理记录包括国家基本公共卫生服务项目要求的 0~6 岁儿童、孕产妇、老年人、慢性病、严重精神障碍和肺结核患者等各类重点人群的健康管理记录。

4. 其他医疗卫生服务记录包括上述记录之外的其他接诊、转诊、会诊记录等。

(二)居民健康档案的建立

1. 辖区居民到乡镇卫生院、村卫生室、社区卫生服务中心(站)接受服务时,由医务人员负责为其建立居民健康档案,并根据其主要健康问题和服务提供情况填写相应记录,同时为服务对象填写并发放居民健康档案信息卡。建立电子健康档案的地区,逐步为服务对象制作发放居民健康卡,替代居民健康档案信息卡,作为电子健康档案进行身份识别和调阅更新的凭证。

2. 通过入户服务(调查)、疾病筛查、健康体检等多种方式,由乡镇卫生院、村卫生室、社区卫生服务中心(站)组织医务人员为居民建立健康档案,并根据其主要健康问题和服务提供情况填写相应记录。

3. 已建立居民电子健康档案信息系统的地区应由乡镇卫生院、村卫生室、社区卫生服务中心(站)通过上述方式为个人建立居民电子健康档案,并按照标准规范上传区域人口健康卫生信息平台,实现电子健康档案数据的规范上报。

4. 将医疗卫生服务过程中填写的健康档案相关记录表单,装入居民健康档案袋统一存放。居民电子健康档案的数据存放在电子健康档案数据中心。

（三）居民健康档案的使用

1. 已建档居民到乡镇卫生院、村卫生室、社区卫生服务中心（站）复诊时，在调取其健康档案后，由接诊医生根据复诊情况，及时更新、补充相应记录内容。

2. 入户开展医疗卫生服务时，应事先查阅服务对象的健康档案并携带相应表单，在服务过程中记录、补充相应内容。已建立电子健康档案信息系统的机构应同时更新电子健康档案。

3. 对于需要转诊、会诊的服务对象，由接诊医生填写转诊、会诊记录。

4. 所有的服务记录由责任医务人员或档案管理人员统一汇总、及时归档。

（四）居民健康档案的终止和保存

1. 居民健康档案的终止缘由包括死亡、迁出、失访等，均需记录日期。对于迁出辖区的还要记录迁往地点的基本情况、档案交接记录等。

2. 纸质健康档案应逐步过渡到电子健康档案。纸质和电子健康档案由健康档案管理单位（即居民死亡或失访前管理其健康档案的单位）参照现有规定中病历的保存年限、方式负责保存。

三、服务流程

（一）确定建档对象流程图

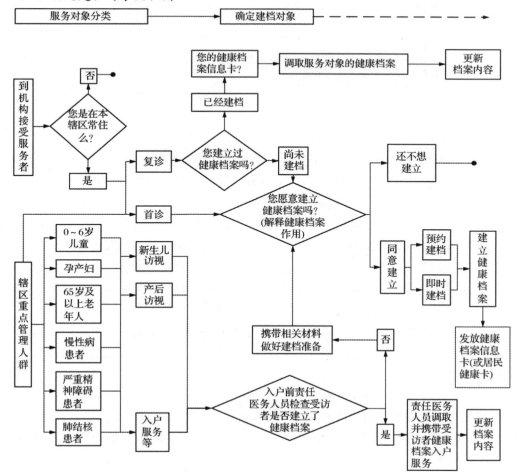

（二）居民健康档案管理流程图

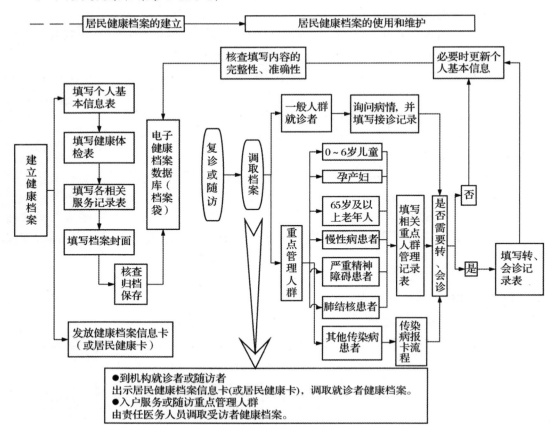

四、服务要求

1. 乡镇卫生院、村卫生室、社区卫生服务中心（站）负责首次建立居民健康档案、更新信息、保存档案；其他医疗卫生机构负责将相关医疗卫生服务信息及时汇总、更新至健康档案；各级卫生行政部门负责健康档案的监督与管理。

2. 健康档案的建立要遵循自愿与引导相结合的原则，在使用过程中要注意保护服务对象的个人隐私，建立电子健康档案的地区，要注意保护信息系统的数据安全。

3. 乡镇卫生院、村卫生室、社区卫生服务中心（站）应通过多种信息采集方式建立居民健康档案，及时更新健康档案信息。已建立电子健康档案的地区应保证居民接受医疗卫生服务的信息能汇总到电子健康档案中，保持资料的连续性。

4. 统一为居民健康档案进行编码，采用 17 位编码制，以国家统一的行政区划编码为基础，以村（居）委会为单位，编制居民健康档案唯一编码。同时将建档居民的身份证号作为身份识别码，为在信息平台上实现资源共享奠定基础。

5. 按照国家有关专项服务规范要求记录相关内容，记录内容应齐全完整、真实准确、书写规范、基础内容无缺失。各类检查报告单据和转、会诊的相关记录应粘贴留存归档，如果服务对象需要可提供副本。已建立电子版化验和检查报告单据的机构，化验及检查的报告单据交居民留存。

6. 健康档案管理要具有必需的档案保管设施设备,按照防盗、防晒、防高温、防火、防潮、防尘、防鼠和防虫等要求妥善保管健康档案,指定专(兼)职人员负责健康档案管理工作,保证健康档案完整、安全。电子健康档案应有专(兼)职人员维护。

7. 积极应用中医药方法为居民提供健康服务,记录相关信息纳入健康档案管理。

8. 电子健康档案在建立完善、信息系统开发、信息传输全过程中应遵循国家统一的相关数据标准与规范。电子健康档案信息系统应与新农合、城镇基本医疗保险等医疗保障系统相衔接,逐步实现健康管理数据与医疗信息以及各医疗卫生机构间数据互联互通,实现居民跨机构、跨地域就医行为的信息共享。

9. 对于同一个居民患有多种疾病的,其随访服务记录表可以通过电子健康档案实现信息整合,避免重复询问和录入。

五、工作指标

1. 健康档案建档率=建档人数/辖区内常住居民数×100%。注:建档指完成健康档案封面和个人基本信息表,其中0～6岁儿童不需要填写个人基本信息表,其基本信息填写在"新生儿家庭访视记录表"上。

2. 电子健康档案建档率=建立电子健康档案人数/辖区内常住居民数×100%。

3. 健康档案使用率=档案中有动态记录的档案份数/档案总份数×100%。注:有动态记录的档案是指1年内与患者的医疗记录相关联和(或)有符合对应服务规范要求的相关服务记录的健康档案。

4. 居民规范化电子健康档案覆盖率=规范化电子健康档案覆盖人数/辖区内常住居民数×100%。注:规范化电子健康档案覆盖人数,是指电子健康档案管理系统完成健康档案封面和个人基本信息表,按照国家第三版规范记录健康体检结果、重点人群健康管理,以及医疗卫生服务等。其中0～6岁儿童基本信息填写在"新生儿家庭访视记录表"上。规范化电子健康档案覆盖人数应减去死亡、迁出、失访终止人数,排除重复建档情况。

六、基本公共卫生服务项目报表

基本公共卫生服务项目报表每年通过国家基本公共卫生服务项目管理信息系统上报,上报频次为一年两次,年中上报自然年度1月1日至6月30日管理数据,年终上报自然年度数据。由社区卫生服务中心/乡镇卫生院上报,依次通过区、市、省三级审核后,正式上报至国家基本公共卫生服务项目管理信息系统,数据一经上报不可更改。

1. 辖区内常住居民数(人):该指标年初填报。以当年所在区县分配基本公共卫生服务项目经费时的人口数为准,即上一年度出版的《中国统计年鉴》统计的常住居民数,也就是上上年度末的常住居民数,如2023年则使用2021年常住居民数。

2. 建档人数(人):截止到统计时间点,历年累计建档人数。建档是指完成健康档案封面和个人基本信息表,其中0～6岁儿童不需要填写个人基本信息表,其基本信息填写在"新生儿家庭访视记录表"上。辖区内建档人数应减去死亡、迁出、失访(即不明去向的永久性失访)的健康档案终止人数。注意排除重复建档情况。

3. 健康档案建档率:建档人数/辖区内常住居民数×100%。

4. 建立电子健康档案人数(人):截止到统计时间点,历年累计建立电子健康档案的人数。建立电子健康档案人数是指在电子健康档案管理系统完成健康档案封面和个人基本信息表,其中0~6岁儿童不需要填写个人基本信息表,其基本信息填写在"新生儿家庭访视记录表"上。辖区内建立电子健康档案人数应减去死亡、迁出、失访(即不明去向的永久性失访)的健康档案终止人数。注意排除重复建档情况。区域平台中可以查到的建立电子健康档案的人数,应不大于建档人数。

5. 电子健康档案建档率(%):建立电子健康档案人数/辖区内常住居民数×100%。

6. 档案中有动态记录的档案份数(份):截止到统计时间点,1年内与患者的医疗记录相关联和(或)有符合对应服务规范要求的相关服务记录的健康档案数量。其中符合对应服务规范要求的相关服务记录,仅针对重点人群的健康管理记录,个人基本信息表的更新不统计在内。

7. 健康档案使用率(%):档案中有动态记录的档案份数/档案总份数×100%,档案总份数即建档人数。

8. 居民规范化电子健康档案覆盖人数(人):截止到统计时间点,历年累计规范化电子健康档案覆盖人数。规范化电子健康档案覆盖人数,是指电子健康档案管理系统完成健康档案封面和个人基本信息表,按照国家第三版规范记录健康体检结果、重点人群健康管理,以及其他医疗卫生服务等的人数。其中0~6岁儿童基本信息填写在"新生儿家庭访视记录表"上。规范化电子健康档案覆盖人数应减去死亡、迁出、失访终止人数,排除重复建档情况。

9. 居民规范化电子健康档案覆盖率(%):规范化电子健康档案覆盖人数/辖区内常住居民数×100%。

第二节　现场考核评价流程及方法

居民健康档案管理绩效评价现场考核,项目区抽取若干家社区卫生服务中心/乡镇卫生院开展评价,由项目区提供人口统计学资料、基本公共卫生服务报表,结合区域医疗卫生服务机构管理信息系统,通过现场查阅资料、实地核查、人员访谈、问卷调查、核对信息化平台数据等形式开展。

一、健康档案(电子健康档案)建档率

(一)评价对象

绩效考核评价对象为项目区和随机抽取的项目区内社区卫生服务中心/乡镇卫生院。

(二)指标说明

项目区、抽取的项目区内基层医疗卫生机构辖区常住居民中,已经建立了健康档案(电子健康档案)的居民比例,反映健康档案(电子健康档案建档)数量。

(三)数据资料来源及评价

1. 项目区考核年度内全区、各基层医疗机构的健康档案(电子健康档案)建档数和建档率。

2. 按资金下达文件数据提供全区常住居民数及各基层医疗机构管辖的常住居民数。

3. 基层医疗机构提供居民健康档案(电子健康档案)建档记录、0～6岁儿童新生儿家庭访视记录。

4. 根据年度绩效评价方案,每个机构随机抽取若干份考核年度新建健康档案,核查是否为有效档案。

5. 采用校正后的电子健康档案建档率:(1)区校正后的电子健康档案建档率=区校正的电子健康档案建档人数/区辖区内常住居民数×100%;(2)区校正的电子健康档案建档人数=区域平台中电子健康档案建档人数×(抽查机构核实的电子健康档案建档人数/抽查机构报送的电子健康档案建档人数)×现场考核全区档案合格率。

注:(抽查机构核实的电子健康档案建档人数/抽查机构报送的电子健康档案建档人数)数值最大不超过1。等距离抽查基层医疗机构考核年度新建居民健康档案,逐一电话核实其真实性,核查档案封面和基本信息表的完整性、填写是否符合国家规范要求,通过核查确定全区档案合格率,推算全区合格档案数。

6. 复核结果:区考核的基层医疗卫生机构"电子健康档案建档率"与市级现场考核结果的符合情况,反映公共卫生服务项目报表质量;误差=|地方考核结果-市级考核结果|。

7. 现场考核得分=电子健康档案建档率/年度绩效目标值×权重分。电子健康档案建档率≥年度绩效目标值,得满分。复核得分=5%/误差×权重分,误差≤5%,指标复核得满分。

二、居民规范化电子健康档案覆盖率

(一)评价对象

绩效考核评价对象为项目区和随机抽取的项目区内社区卫生服务中心/乡镇卫生院。

(二)指标说明

基层医疗卫生机构辖区常住居民中,规范建立电子健康档案的居民比例,反映规范电子健康档案数量。

(三)数据资料来源及评价

1. 项目区抽查的基层医疗机构的规范化电子健康档案数。

2. 按资金下达文件数据提供全区常住居民数及各基层医疗机构管辖的常住居民数。

3. 规范化电子健康档案覆盖人数,是指电子健康档案管理系统完成健康档案封面和个人基本信息表,按照国家第三版规范记录健康体检结果、重点人群健康管理,以及医疗卫生服务等。其中0～6岁儿童基本信息填写在"新生儿家庭访视记录表"上。规范化电子健康档案覆盖人数应减去死亡、迁出、失访终止人数,排除重复建档情况。

4. 居民规范化电子健康档案覆盖率=规范化电子健康档案覆盖人数/辖区内常住居民数×100%。

5. 现场考核得分=居民规范化电子健康档案覆盖率/年度绩效目标值×权重分。覆盖率≥年度绩效目标值,得满分。

三、健康档案使用率

（一）评价对象

绩效考核评价对象为项目区和随机抽取的项目区内社区卫生服务中心/乡镇卫生院。

（二）指标说明

辖区内已建档人群，按照规范要求及时更新健康档案信息。重点考核基本公共卫生服务各类重点人群健康档案的管理、维护和更新。

（三）数据资料来源及评价

1. 项目区内抽查的基层医疗机构系统内电子健康档案。

2. 从抽查的基层医疗机构建立的电子健康档案中，等间距抽查档案，核查其近一年来是否有动态使用记录。

3. 健康档案动态使用是指截止到统计时间点，1年内与患者的医疗记录相关联和（或）有符合对应服务规范要求的相关服务记录的健康档案数量。其中符合对应服务规范要求的相关服务记录，仅针对重点人群的健康管理记录，个人基本信息表的更新不统计在内。

4. 抽查的健康档案使用率＝抽查档案中有动态记录的档案份数/抽查档案总份数×100％。

5. 现场考核得分＝抽查的健康档案使用率/年度绩效目标值×权重分；动态使用率≥年度绩效目标值，得满分。

四、电子健康档案向居民开放

（一）评价对象

绩效考核评价对象为项目区和随机抽取的项目区内社区卫生服务中心/乡镇卫生院。

（二）指标说明

辖区内已建立的电子健康档案向居民开放情况。

（三）数据资料来源及评价

1. 项目区内抽查的基层医疗机构信息系统内开放的电子健康档案。

2. 开放率＝开放的电子健康档案数/电子健康档案总数×100％。

3. 现场考核得分＝开放率/年度绩效目标值×权重分；开放率≥年度绩效目标值，得满分。

第三节　相关疑问解答

1. 如果居民健康档案中有健康体检表，有随访记录，但内容记录不完整，算不算健康档案更新？

答：应判定为更新。健康档案更新的概念是"档案中有动态记录"。《国家基本公共卫生服务规范（第三版）》（简称《规范》），明确了"有动态记录的档案是指1年内与患者的医疗记录相关联和（或）有符合对应服务规范要求的相关服务记录的健康档案"。因此，最近一年内,档案中只要有医疗记录,或有相关的公共卫生服务记录,均可认定是动态记录,是档案更新。

2. 0~6岁儿童建档时无须填写个人基本信息表,应如何计算建档数? 其成长到6岁以后,是否需要重新填个人基本信息表?

答:建档时,0~6岁儿童的"新生儿家庭访视记录表"可视为健康档案中的"个人基本信息表",填写档案封面后,认可建档,纳入辖区内居民建档人数。7岁及以上儿童应按照一般人群管理,须询问、填写"个人基本信息表",方可认定建档。

3. 在校学生应如何选择填写个人基本信息表"职业"栏?

答:在校学生在个人基本信息表里的职业栏可填写"无职业"。

4. 无任何工作经历,应如何填写个人基本信息表"工作单位"栏?

答:《规范》要求"应填写目前所在工作单位的全称。离退休者填写最后工作单位的全称;下岗待业或无工作经历者需具体注明"。未成年人可以填写"未成年"或"无工作",务农者可直接填写"务农"。其他情况均需具体注明。

5. 个人基本信息表里"残疾情况"栏,是以医生现场判断为标准还是以残疾证明为标准?

答:残疾情况原则上应以残疾证明或疾病诊断为依据填写。如有脑卒中后遗症(半身不遂)、失明、言语障碍等情况,能现场判断但无残疾证明者,可填写肢体残疾、视力残疾或言语残疾等相应选项。其他均应依据残疾证明或疾病诊断填写。

6. 健康体检表中"辅助检查"项目显示肝功能5项、肾功能4项,但《规范》要求肝功能检查3项、肾功能2项,应如何实施?

答:《规范》要求老年人体检的辅助检查项目中,明确肝功能3项,即"谷丙转氨酶、谷草转氨酶和总胆红素",而表中的"白蛋白、结合胆红素"不是国家规定的免费检查项目。《规范》要求老年人体检做肾功能2项,即"血清肌酐和血尿素",而表中的"血钾、血钠浓度"也不是国家规定的免费检查项目。这些项目虽然不是国家规定的免费检查项目,但放在表内提示其重要性。如果地方增加经费,推荐首选增加这些项目检查。

7. 健康体检表中"主要用药情况"栏应如何填写?

答:《规范》对健康体检表的填写说明中明确,主要用药情况是指"对长期服药的慢性病患者了解其最近1年内的主要用药情况"。即填写对象是指"长期服药的慢性病患者",用药时间是"近1年内",填写药品是"主要用药"情况。

8. 如何填写健康体检表中的"健康评价"和"健康指导"栏?

答:"健康评价"的内容:一是疾病评价,包括新发疾病或原有疾病控制不好、有加重或进展;二是身体、心理异常情况,如超重肥胖、生活不能自理,以及其他体格检查、辅助检查发现的异常结果。"健康指导"的内容,包括对疾病或异常检查结果的处理意见以及对危险因素控制建议。

9. 血压测量值在正常范围内的高血压患者,其健康体检表应如何记录?

答:确诊的原发性高血压患者纳入管理后,无论其血压是否正常,仍是高血压患者,均应按照高血压患者健康管理服务规范要求进行健康管理。在健康体检表的"现存主要健康问题"栏中需做患病记录;在"健康指导"栏中需纳入慢性病患者健康管理;如果体检时测量血压正常,病情稳定,无加重或进展,同时也未发现其他异常检查结果,则"健康评价"栏中可评价为无异常。

10. 对体检中血压测量值高于正常范围的情况应如何评价？是填写血压高，还是写明确诊断的高血压一级、二级？

答：如果体检首次发现血压高于正常，应该填写"血压高"，建议非同日复查，进一步确诊。如果体检发现新发确诊高血压患者，或已纳入健康管理的高血压患者的血压控制不满意，需要评价，建议填写"高血压、血压控制不满意"。按照《规范》要求，健康评价不要求评价高血压分级情况。但是，《规范》中也提出，有条件的地区对人员进行规范培训后，可参考《中国高血压防治指南》对高血压患者进行健康管理。

11. 在"健康指导"栏中，"纳入慢性病患者健康管理"项的填写，如果是一般老年人和结核病患者，是否需要填写？

答：目前健康体检表主要用于老年人、高血压、2型糖尿病和严重精神障碍患者的年度健康体检，一般居民的健康检查可参考使用。体检后，在"健康指导"栏中，"纳入慢性病患者健康管理"主要指确诊的高血压、2型糖尿病和严重精神障碍患者等重点人群的定期随访和健康体检，不包括未患上述疾病的一般老年人。关于结核病患者，按照《规范》要求，肺结核患者无须填写此表。

12. 健康体检表的听力检查如果为一侧耳朵有问题，应如何填写？

答：健康体检中，视力、口腔、听力和运动功能检查均属于初筛检查。如发现一侧听力不好，应填写"2听不清或无法听见"，建议进一步检查。

13. 健康体检表中的"血压"项分左右侧，老年人体检是否需要测量双侧血压？

答：目前，对老年人进行健康体检时，按照健康体检表要求，需要测量双侧血压。今后如有新的权威性的明确要求，可遵照执行。

14. 健康体检表"健康指导"栏中，超重肥胖的减重目标值应如何填写？

答：在"健康指导"的"危险因素控制"栏中，超重肥胖者的减重目标值，是指"根据居民或患者的具体情况，制定下次体检之前需要减重的目标值"，因此目标值不是理想体重值。填写时，不是减少×千克，而是减到××千克。

15. 个人基本信息表与2011年版的编号有差别，给录入工作造成麻烦，如何解决？

答：关于个人基本信息表与2011年版对接问题，各地都应有具体安排，可遵照执行。《规范》的个人基本信息表中，关于"民族、文化程度、职业、血型"等的选项或编号依据国家相应信息标准均有改动，应依据要求进行修改。考虑到信息系统的设计修改，基层人员逐级培训与应用过程等需有过渡时间，总体进度要求应在2018年全部改用新表单，信息录入也应同步进行。

16. 居民健康档案的终止日期（死亡、迁出、失访）应该记录在哪张表上？

答：首先应记录在"个人基本信息表"上。《规范》在"个人基本信息表"的填写说明中明确"若失访，在空白处写明失访原因；若死亡，写明死亡日期和死亡原因；若迁出，记录迁往地点基本情况、档案交接记录"。如在该表中有关记录不能填全，可以另附纸张。另外，对于纳入健康管理的慢性病患者、孕产妇与儿童等重点人群，其档案的终止日期及原因还应记录在健康管理的相应随访日期中。

第四节　本章自测试题及答案

一、填空题

1. 基本公共卫生服务项目的重点人群包括＿＿＿＿＿＿＿＿、＿＿＿＿＿＿、＿＿＿＿＿＿、慢性病患者、＿＿＿＿＿＿＿＿＿＿、＿＿＿＿＿＿＿。

2. 按照《国家基本公共卫生服务规范(第三版)》要求,可通过门诊服务、＿＿＿＿＿＿、＿＿＿＿＿＿、＿＿＿＿＿＿等方式为居民建立健康档案。

3. 统一为居民健康档案进行编码,采用＿＿＿＿＿＿位编码制,以国家统一的＿＿＿＿＿＿编码为基础,以村(居)委会为单位,编制居民健康档案唯一编码。同时将建档居民的＿＿＿＿＿＿＿作为身份识别码,为在信息平台上实现资源共享奠定基础。

4. 个人基本情况包括＿＿＿＿＿＿、＿＿＿＿＿＿等基础信息和＿＿＿＿＿＿、＿＿＿＿＿＿等基本健康信息。

5. 健康体检包括＿＿＿＿＿＿＿＿、＿＿＿＿＿＿、＿＿＿＿＿＿＿＿、＿＿＿＿＿＿等。

6. 有动态记录的档案是指＿＿＿＿＿＿年内与患者的＿＿＿＿＿＿相关联和(或)有＿＿＿＿＿＿＿＿＿＿＿＿＿的相关服务记录的健康档案。

7. 居民健康档案的终止缘由包括＿＿＿＿＿＿、＿＿＿＿＿＿、＿＿＿＿＿＿等,均需记录日期。

二、单选题

1. 下列不属于个人基本信息表填写内容的是　　　　　　　　　　　　（　　）

    A. 家族史　　　　　B. 既往史　　　　　C. 药物过敏史　　　D. 用药情况

2. 在考核老年人和慢性病患者健康档案合格情况时,如果体检表中＿＿＿＿＿＿项未填则一票否决为不合格档案　　　　　　　　　　　　　　　　　　　　（　　）

    A. 血压和空腹血糖　　　　　　　　B. 体温和脉搏

    C. 血压和 BMI　　　　　　　　　　D. 足背动脉搏动和空腹血糖

3. 居民健康档案内容包括＿＿＿＿＿＿和其他医疗卫生服务记录　　　　（　　）

    A. 个人基本信息　　　　　　　　　B. 健康体检信息

    C. 重点人群健康管理信息　　　　　D. 以上都是

4. 健康体检表中的"住院治疗情况"和"主要用药情况"是指最近＿＿＿＿＿＿内的住院治疗、主要用药情况　　　　　　　　　　　　　　　　　　　　　　　（　　）

    A. 半年　　　　　B. 1 年　　　　　C. 2 年　　　　　D. 3 年

5. 健康档案建立要遵循的原则是　　　　　　　　　　　　　　　　　（　　）

    A. 自愿与引导相结合　　　　　　　B. 强制建档

    C. 互惠互利　　　　　　　　　　　D. 公平原则

6. 0～6 岁儿童建档要求为　　　　　　　　　　　　　　　　　　　　（　　）

    A. 需填写健康档案封面和个人基本信息表

    B. 只需填写健康档案封面

C. 需填写健康档案封面和新生儿家庭访视记录表

D. 只需填写新生儿家庭访视记录表

7. 下列哪项活动不能列入健康体检表的体育锻炼 （ ）

    A. 偶尔打篮球   B. 每天跳广场舞

    C. 每天饭后散步   D. 每天为上班骑自行车

8. 为城区居民建立居民健康档案时可不填写＿＿＿＿信息 （ ）

    A. 残疾情况   B. 家族史   C. 遗传病史   D. 生活环境

9. 居民健康档案填写疾病都应以＿＿＿＿的诊断为依据 （ ）

    A. 乡镇(社区)医院   B. 村卫生室

    C. 卫生服务站   D. 一级以上医院

10. 健康档案在使用中要注意保护服务对象 （ ）

    A. 姓名与年龄   B. 电话号码   C. 个人隐私   D. 以上都是

二、多选题

1. 下列说法中正确的有 （ ）

    A. 健康档案建档率＝(建档人数/辖区内户籍居民数)×100%

    B. 健康档案使用率＝(抽查档案中有动态记录的档案份数/档案总份数)×100%

    C. 健康档案建档率＝(建档人数/辖区内常住居民数)×100%

    D. 健康档案使用率＝(抽查档案中有动态记录的档案份数/抽查档案总份数)×100%

2. 根据新版规范要求,健康体检表的使用范围包括 （ ）

    A. 一般居民健康检查参考使用

    B. 孕产妇和0～6岁儿童健康检查参考使用

    C. 老年人年度健康检查

    D. 高血压、2型糖尿病患者年度健康检查

    E. 肺结核患者健康检查

3. 下列选项中,属于健康档案更新途径的是 （ ）

    A. 重点人群的专项管理服务记录

    B. 建档对象到基层机构就诊时的医疗服务记录

    C. 建档对象到基层机构复诊时的医疗服务记录

    D. 入户诊疗时的医疗服务记录

4. 电子健康档案信息系统应与＿＿＿＿相衔接,逐步实现各医疗卫生机构间数据互联互通,实现居民跨机构、跨地域就医行为的信息共享 （ ）

    A. 国家互联网   B. 城镇医疗保险系统等

    C. 新农合系统   D. 人寿保险系统

5. 健康档案的真实性认定:下列一项与记录不符就可以认定是不真实的健康档案 （ ）

    A. 未查体,有查体记录   B. 未体检,有体检记录

    C. 吸烟情况与记录不符   D. 现存主要健康问题与记录不符

参考答案

一、填空题

1. 0～6岁儿童　孕产妇　老年人　严重精神障碍患者　肺结核患者　2. 入户调查　疾病筛查　健康体检　3. 17　行政区划　身份证号　4. 姓名　性别　既往史　家族史　5. 一般健康检查　生活方式　健康状况及其疾病用药情况　健康评价　6. 1　医疗记录　符合对应服务规范要求　7. 死亡　迁出　失访

二、单选题

1. D　2. A　3. D　4. B　5. A　6. C　7. D　8. D　9. D　10. C

三、多选题

1. CD　2. ACD　3. ABCD　4. BC　5. ABCD

第四章

健康教育

导　语

　　本章节主要围绕《国家基本公共卫生服务规范(第三版)》健康教育服务规范相关要点及绩效评价考核内容,针对日常管理工作,从报表填报、发放健康教育印刷资料的数量、健康教育音像播放、健康教育讲座咨询以及健康教育宣传栏设置更新情况等方面,就现场考核要点、考核流程、评分方式及相关疑问解答等内容展开编写。

第一节　绩效评价相关要点

一、服务对象

　　辖区内常住居民。

二、服务内容

　　1. 宣传普及《中国公民健康素养——基本知识与技能(2015 年版)》。配合有关部门开展公民健康素养促进行动。

　　2. 对青少年、妇女、老年人、残疾人、0～6 岁儿童家长等人群进行健康教育。

　　3. 开展合理膳食、控制体重、适当运动、心理平衡、改善睡眠、限盐、控烟、限酒、科学就医、合理用药、戒毒等健康生活方式和可干预危险因素的健康教育。

　　4. 开展心脑血管、呼吸系统、内分泌系统、肿瘤、精神疾病等重点慢性非传染性疾病和结核病、肝炎、艾滋病等重点传染性疾病的健康教育。

　　5. 开展食品卫生、职业卫生、放射卫生、环境卫生、饮水卫生、学校卫生和计划生育等公共卫生问题的健康教育。

　　6. 开展突发公共卫生事件应急处置、防灾减灾、家庭急救等健康教育。

　　7. 宣传普及医疗卫生法律法规及相关政策。

三、健康教育服务流程图

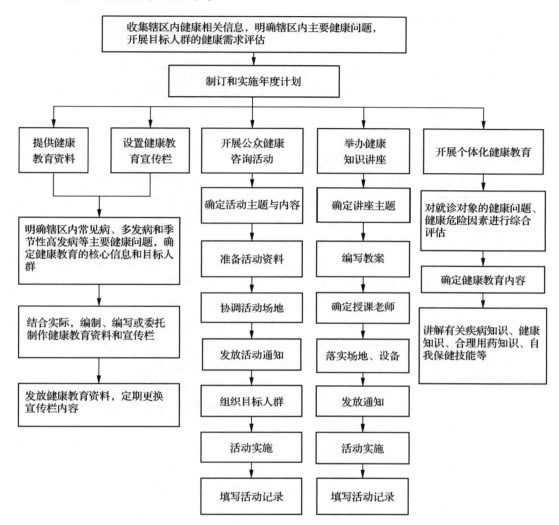

四、服务要求

1. 乡镇卫生院和社区卫生服务中心应配备专(兼)职人员开展健康教育工作,每年接受健康教育专业知识和技能培训不少于8学时。树立全员提供健康教育服务的观念,将健康教育与日常提供的医疗卫生服务结合起来。

2. 具备开展健康教育的场地、设施、设备,并保证设施设备完好、正常使用。

3. 制订健康教育年度工作计划,保证其可操作性和可实施性。健康教育内容要通俗易懂,并确保其科学性、时效性。健康教育材料可委托专业机构统一设计、制作,有条件的地区,可利用互联网、手机短信等新媒体开展健康教育。

4. 有完整的健康教育活动记录和资料,包括文字、图片、影音文件等,并存档保存。每年做好年度健康教育工作的总结评价。

5. 加强与乡镇政府、街道办事处、村(居)委会、社会团体等辖区其他单位的沟通和协作,共同做好健康教育工作。

6. 充分发挥健康教育专业机构的作用,接受健康教育专业机构的技术指导和考核评估。

7. 充分利用基层卫生和计划生育工作网络和宣传阵地,开展健康教育工作,普及卫生计生政策和健康知识。

8. 运用中医理论知识,在饮食起居、情志调摄、食疗药膳、运动锻炼等方面,对居民开展养生保健知识宣教等中医健康教育,在健康教育印刷资料、音像资料的种类、数量、宣传栏更新次数以及讲座、咨询活动次数等方面,应有一定比例的中医药内容。

五、基本公共卫生服务项目报表

基本公共卫生服务项目报表每年通过国家基本公共卫生服务项目管理信息系统上报,上报频次为一年两次,年中上报自然年度1月1日至6月30日数据,年终上报自然年度数据。由社区卫生服务中心上报,依次通过区、市、省三级审核后正式上报至国家基本公共卫生服务项目管理信息系统,数据一经上报不可更改。

1. 发放健康教育印刷资料种类(种):从年初到统计时间点,辖区内所有基层医疗机构发放健康教育印刷资料的种类之和。注:中医药印刷资料种类(种):从年初到统计时间点,辖区内所有基层医疗机构发放包含中医药健康教育印刷资料的种类之和。

2. 发放健康教育印刷资料数量(本):从年初到统计时间点,辖区内所有基层医疗机构发放健康教育印刷资料的总份数。注:中医药印刷资料数量(本):从年初到统计时间点,辖区内所有基层医疗机构发放包含中医药健康教育印刷资料的总份数。

3. 播放健康教育音像资料种类(种):从年初到统计时间点,辖区内所有基层医疗机构播放健康教育音像资料的种类之和。注:播放中医药音像资料种类(种):从年初到统计时间点,辖区内所有基层医疗机构播放包含中医药健康教育音像资料的种类之和。

4. 播放健康教育音像资料次数(次):从年初到统计时间点,辖区内所有基层医疗机构播放健康教育音像资料的总次数。注:播放中医药音像资料次数(次):从年初到统计时间点,辖区内所有基层医疗机构播放包含中医药健康教育音像资料的总次数。

5. 播放健康教育音像资料的时间(小时):从年初到统计时间点,辖区内所有基层医疗机构播放健康教育音像资料的总时间。

6. 健康教育宣传栏设置个数(个):从年初到统计时间点,辖区内所有基层医疗机构健康教育宣传栏设置个数之和。

7. 健康教育宣传栏内容更新次数(次):从年初到统计时间点,辖区内所有基层医疗机构健康教育宣传栏内容更新次数之和。注:中医药内容更新次数(次):从年初到统计时间点,辖区内所有基层医疗机构健康教育宣传栏包含中医药内容更新次数之和。

8. 举办健康教育讲座次数(次):从年初到统计时间点,辖区内所有基层医疗机构举办健康教育讲座次数之和。注:举办包含中医药内容的健康教育讲座次数(次):从年初到统计时间点,辖区内所有基层医疗机构举办包含中医药内容的健康教育讲座次数之和。

9. 举办健康教育讲座参加人数(人):从年初到统计时间点,辖区内所有基层医疗机构举办健康教育讲座参加人数之和。

10. 举办健康教育咨询活动次数(次):从年初到统计时间点,辖区内所有基层医疗机构举办健康教育咨询活动次数之和。注：举办包含中医药内容的健康教育咨询活动次数（次）：从年初到统计时间点，辖区内所有基层医疗机构举办含中医药内容的健康教育咨询活动次数之和。

11. 举办健康教育咨询活动人数（人）：从年初到统计时间点，辖区内所有基层医疗机构举办健康教育咨询活动参加人数之和。

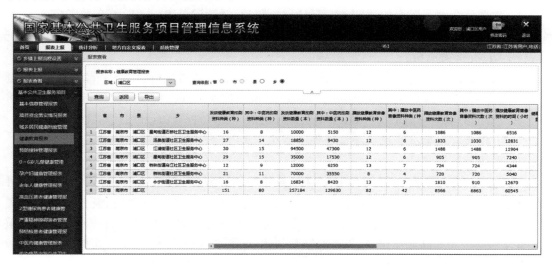

六、现场评价指标

基本公共卫生服务健康教育服务绩效现场评价，针对项目执行和项目效果，主要结合基本公共卫生服务半年度报表和年度报表。项目执行涉及健康教育印刷资料的数量和质量发放、健康教育音像播放、健康教育讲座咨询以及健康教育宣传栏设置更新情况（各填表数据定义见上文，现场考核评价流程及方法见第二节）。

第二节　现场考核评价流程及方法

健康教育绩效评价现场考核，项目区抽取若干家基层医疗卫生机构开展评价，由项目区提供基本公共卫生服务报表，结合区域医疗卫生服务机构台账资料管理，通过现场查阅资料、实地核查、人员访谈、问卷调查等形式开展。

一、健康教育

（一）评价对象

绩效考核评价对象为随机抽取的项目区内社区卫生服务中心（站）。

（二）指标说明

发放健康教育印刷资料的种类和数量，播放健康教育音像资料的种类、次数和时间，健康教育宣传栏设置和内容更新情况，举办健康教育讲座和健康教育咨询活动的次数和参加人数。

（三）数据资料来源

1. 发放、提供的有关印刷资料的记录与实物。

2. 基层医疗卫生机构播放的有关健康教育音像资料的记录、场地、设备和播放照片。

3. 设置健康教育宣传栏的场地、实物和更换记录（历史照片）等有关资料。

4. 举办公众健康咨询的通知、方案（计划）、照片、活动记录表（小结）等有关资料。

5. 举办公众健康知识讲座的场地、通知、签到表、讲座内容（课件或文档）、照片、活动记录表（小结）等有关资料。

6. 门诊设立健教咨询台，有医护人员接待咨询，以记录为准；门诊每个诊室、病区有健康教育处方笺（中医药必须有）并随诊、入院发放，做好门诊、住院、出院时健康指导，并在门诊日志和/或门诊病历、住院病历、出院小结上做好记录；上门访视随访，开展针对性健康指导。

（四）现场考核标准和现场考核评价流程及方法

1. 现场考核标准

1）健康教育印刷资料每年至少 12 种，各种类的资料数量须达到建档重点人群数，种类、数量符合要求且入库、发放记录完整。印刷资料上均应落款制作单位、制作日期。种类得分＝资料种类/12 种×权重分。发放得分＝重点人群健康教育材料发放率/100％×权重分（抽查档案中 2 名高血压患者、2 名糖尿病患者、2 名老年管理人群、2 名儿保档案人群、2 名妇保档案人群）。

2）健康教育的音像材料每年至少 6 种（主题相同、内容相似的音像资料只计 1 种）。在每个应诊日播放，每天上、下午播放时间均不应少于 2 小时。在正常应诊时间内播放健康教育资料、有播放记录、有符合要求的播放场地、不少于 6 种音像资料，得权重分；不符合要求的扣相应分值。印刷及音像资料均应包括健康素养核心知识、健康生活方式、慢性病防治、传染病防控及中医中药内容，每少一种扣权重分。

3）乡镇卫生院和社区卫生服务中心不少于 2 个健康教育宣传栏，村卫生室和社区卫生服务站不少于 1 个健康教育宣传栏（宣传展板、LED 屏等不计入）。每个宣传栏的面积不少于 2 平方米。宣传栏一般设置在机构的户外、健康教育室、候诊室、输液室或收费大厅的明显位置，有明确的"健康教育宣传栏"栏头，宣传栏中心位置距地面 1.5～1.6 米高。内容乡镇卫生院和社区卫生服务中心每月最少更换 1 次，村卫生室和社区卫生服务站两个月最少更换 1 次。宣传栏设置地点及内容更换符合要求，得权重分；更换留存资料完整、内容规范，包含有关内容，得权重分。其他扣分点包括设置数量、更换频次不符合要求，留存资料不完整，没有提出明确且正确的行为建议，按比例扣分，扣完为止。

4）每个乡镇卫生院和社区卫生服务中心每月至少举办 1 次健康知识讲座，每次受众人数不得少于 30 人，村卫生室和社区卫生服务站每两个月至少举办 1 次讲座。频次符合要求得权重分。受益人群覆盖符合要求得权重分（需覆盖 3 种以上人群，每场受众人数不少于 30 人，村卫生室和站无单场人数要求）。讲座内容及质量符合要求得权重分。讲座中健康素养核心知识、健康生活方式、慢性病防治、传染病防控、中医药、烟草控制、当前突发公共卫生事件防控等必讲内容少一次扣权重分；每场讲座开展过程评价，每季度举行一次不少于 30％人群效果评估，少一次扣权重分；讲座均应有记录表、通知、课件、签到、照片等支撑材料，缺一项扣权重分。权重分扣完为止。

5) 社区卫生服务中心、卫生院每年至少开展 9 次公众健康咨询活动,以义诊、咨询为主,每场受众人数不少于 40 人,参与的医务人员至少来自三个不同的专业科室。活动频次符合要求得权重分;活动质量符合要求得权重分。咨询活动包括健康素养核心知识、健康生活方式、慢性病防治、中医中药等内容,每少 1 项扣权重分;活动无照片、无效果评估、无记录表等资料视为未开展,每次留存资料不全扣权重分。权重分扣完为止。

6) 设立健教咨询台,有健教咨询记录,诊室内有健教处方笺等资料发放;门诊日志(门诊病历)、住院病历、出院小结上有健康教育指导;上门访视随访,开展针对性健康指导;现场调查或观察 5 名门诊患者、住院病人;电话调查 5 名签约重点人群。个性化健康教育得分＝规范开展个体化健康指导的人数/10×权重分。

2. 考核方法

1) 查看发放有关印刷资料的记录与实物,提供播放有关健康教育音像资料的记录、场地、设备和播放照片。其中发放健康教育印刷资料不少于 12 种,播放音像资料不少于 6 种。印刷资料必须有基本公共卫生服务、健康素养核心知识、健康生活方式、慢性病防治及中医中药等内容。

2) 实地查看基层医疗卫生机构播放的有关健康教育音像资料的记录、场地、设备和播放照片。

3) 设置健康教育宣传栏的场地、实物和更换记录(历史照片)等有关资料。

4) 举办公众健康咨询的通知、方案(计划)、照片、活动记录表(小结)、咨询者信息登记表等有关资料。

5) 举办公众健康知识讲座的场地、通知、签到表、讲座内容(课件或文档)、照片、活动记录表(小结)等有关资料,随机抽查讲座签到表上的人员 5 人进行核实询问。

6) 门诊设立健教咨询台,有医护人员接待咨询,以记录为准;门诊每个诊室、病区有健康教育处方笺(中医药必须有)并随诊、入院发放,做好门诊、住院、出院时健康指导,并在门诊日志和/或门诊病历、住院病历、出院小结上做好记录;上门访视随访,开展针对性健康指导。

【示例】

2022 年度某地开展年度基本公共卫生服务项目绩效评价,随机抽取某社区卫生服务中心。该社区卫生服务中心设立了健康教育咨询台,并有详细的健康教育咨询记录,诊室内有健康教育处方笺等资料发放。现场查看了宣传印刷资料摆放在门诊大厅、计划免疫大厅、儿保科、计划免疫科、诊室内、输液室等处,宣传印刷资料种类≥12 种。现场对老年人、慢性病患者、孕产妇、儿童家长等重点人群核实已发放宣传印刷资料,工作人员并做了详细的讲解和指导。门诊大厅和输液室大屏幕上午、下午均循环播放宣传音像＞2 小时,并详细记录播放时间和播放种类,播放种类≥6 种,附有相关照片。该社区卫生服务中心共有 4 块健康教育宣传栏,总面积≥4 平方米,2 个服务站各有 1 块健康教育宣传栏,面积≥2 平方米,台账资料按规范要求详细记录更换时间和宣传内容、宣传种类。社区卫生服务中心每月在社区、街道、学校等不同场地针对不同人群做关于健康素养核心知识、健康生活方式、慢性病防治、传染病防控、中医药等方面的健康知识讲座和广场活动,台账资料齐全,内容丰富,讲座现场参与人数≥30 人,咨询现场参与人数≥40 人。抽查人员随机抽取门诊日志(门诊病历)、住院病历、出院小结上有健康教育指导,上门访视随访并开展了针对性健康指导,现场调查 5 名门诊患者、住院病人,电话调查 5 名签约重点人群,均指导到位。

考核标准:

(1) 健康教育印刷资料每年至少 12 种,各种类的资料数量须达到建档重点人群数,种类、数量符合要求且入库、发放记录完整。种类得分＝资料种类/12 种×0.3 分。发放得分＝重点人群健康教育材料发放率/100％×1.0 分(抽查档案中 2 名高血压患者、2 名糖尿病患者、2 名老年管理人群、2 名儿保档案人群、2 名妇保档案人群)。

(2) 健康教育的音像材料每年至少 6 种(主题相同、内容相似的音像资料只计 1 种)。每天上、下午播放时间均不应少于 2 小时。在正常应诊时间内播放健康教育资料、有播放记录、有符合要求的播放场地、不少于 6 种音像资料,得 0.2 分;不符合要求的扣相应分值。

印刷及音像资料均应包括健康素养核心知识、健康生活方式、慢性病防治、传染病防控及中医中药内容,每少一种扣 0.05 分。

(3) 乡镇卫生院和社区卫生服务中心不少于 2 个健康教育宣传栏,总面积≥4 平方米;村卫生室和社区卫生服务站不少于 1 个健康教育宣传栏,总面积≥2 平方米(宣传展板、LED 屏等不计入)。内容乡镇卫生院和社区卫生服务中心每月最少更换 1 次,村卫生室和社区卫生服务站两个月最少更换 1 次。宣传栏设置地点及内容更换符合要求,得 0.5 分;更换留存资料完整、内容规范、包含有关内容得 0.5 分。其他扣分要求包括设置数量、更换频次不符合要求,留存资料不完整,没有提出明确且正确的行为建议,按比例扣分,扣完为止。

(4) 每个乡镇卫生院和社区卫生服务中心每月至少举办 1 次健康知识讲座,每次受众人数不得少于 30 人,村卫生室和社区卫生服务站每两个月至少举办 1 次讲座。频次得分为 0.3 分,受益人群覆盖得分为 0.2 分(需覆盖 3 种以上人群,每场参与人数不少于 30 人,村卫生室和站无单场人数要求),讲座内容及质量得分为 0.5 分。讲座中健康素养核心知识、健康生活方式、慢性病防治、传染病防控、中医药、烟草控制、当前突发公共卫生事件防控等必讲内容少一次扣 0.1 分;每场讲座开展过程评价,每季度一次不少于 30％人群效果评估,少一次扣 0.1 分;讲座均应有记录表、通知、课件、签到、照片等支撑材料,缺一项扣 0.1 分。扣完为止。

(5) 社区卫生服务中心、卫生院每年至少开展 9 次公众健康咨询活动,活动频次符合要求得 0.5 分;活动质量符合要求得 0.5 分。咨询活动包括健康素养核心知识、健康生活方式、慢性病防治、中医中药等内容,每少 1 项扣 0.1 分;活动无照片、无效果评估、记录表等资料视为未开展,每次留存资料不全扣 0.1 分。扣完为止。

(6) 设立个体化健康教育的场所并有相关记录得 0.5 分,无健教咨询台或无健教咨询记录,诊室内无健教处方笺等资料或未发放,各扣 0.2 分,扣完为止。现场调查或观察 5 名门诊患者、住院病人,电话调查 5 名签约重点人群。个性化健康教育得分＝规范开展个体化健康指导的人数/10×1.0 分。

考核结果:

(1) 健康教育宣传印刷资料发放

印数资料种类:12/12×0.3＝0.3 分;

重点人群资料发放:10/10×1.0＝1 分。

(2) 健康教育音像播放

上、下午音像播放时间均大于 2 小时、种类大于 6 种,播放记录完善,现场检查时正在播放,得 0.2 分。

（3）健康教育宣传栏

设置地点和更换频次符合要求，得 0.5 分；

更换留存资料完整、内容符合要求，得 0.5 分。

（4）健康教育知识讲座

讲座频次符合要求（镇卫生院和社区卫生服务中心全年≥12 次，村卫生室和社区卫生服务站全年≥6 次），得 0.3 分；

讲座覆盖人群达 3 种类型以上，每场参与人数≥30 人，得 0.2 分；

讲座内容无缺项，每季度开展一次效果评估，且活动留存资料齐全，得 0.5 分。

（5）健康教育咨询活动

咨询活动频次得分：9/9×0.3＝0.3 分；

咨询活动内容无缺项、活动留存资料齐全，得 0.5 分。

（6）个性化健康教育

开设个体化健康教育场所、相关记录完善，得 0.5 分；

个体化健康教育指导：10/10×1.0＝1.0 分。

3. 健康教育重点人群资料发放及个体化健康教育核查表填写说明

1）每个社区卫生服务中心重点人群资料发放，抽查社区档案中在管的 1 名高血压患者、1 名糖尿病患者、1 名老年人管理人群、1 名儿保档案人群、1 名妇保档案人群。

2）重点人群个体化健康教育需另外核查 5 名门诊或住院患者或家属。

健康教育重点人群资料发放及个体化健康教育核查表（示例）

姓名	性别	年龄	人群类型	档案号	电话	是否获得健康教育相关资料	是否接受过个体化健康教育服务	问题备注	患者管理率
									现场调查的 5 名门诊、住院病人或家属情况

二、居民健康知识知晓率

（一）居民健康知识知晓率和行为形成率（样表）

基本公共卫生考核调查问卷（样表）

单选题（每题后面给出的 4 个选项中，只有 1 个正确答案，请在相应选项序号上画"√"。如果不知道，请选择④）

01. 关于健康的概念，描述完整的是：

① 健康就是体格强壮，没有疾病

② 健康就是心理素质好，体格强壮

③ 健康不仅仅是没有疾病，还包括身体、心理和社会适应的完好状态

④ 不知道

02. 乙肝可以通过以下哪些方式传染给他人？

① 与病人或感染者一起工作、吃饭、游泳

② 可以通过性行为、输血、母婴传播

③ 同病人或感染者说话、握手、拥抱

④ 不知道

03. 关于吸烟危害的说法，哪个是错误的？

① 烟草依赖是一种慢性成瘾性疾病

② 吸烟可以导致多种慢性病

③ 低焦油卷烟危害比普通卷烟小

④ 不知道

04. 下列哪项不是癌症早期危险信号？

① 身体出现异常肿块

② 不明原因便血

③ 体重增加

④ 不知道

05. 关于国家基本公共卫生服务的理解，错误的是：

① 在大医院开展

② 城市在社区卫生服务中心（站）开展，农村在乡镇卫生院、村卫生室开展

③ 老百姓可免费享受

④ 不知道

06. 以下关于就医的说法，错误的是：

① 尽可能详细地向医生讲述病情

② 如果有以往的病历、检查结果等，就医时最好携带

③ 为了让医生重视，可以把病情说得严重些

④ 不知道

07. 流感季节要勤开窗通风。关于开窗通风，以下说法错误的是：

① 冬天要少开窗或不开窗，避免感冒

② 开窗通风可以稀释室内空气中的细菌和病毒

③ 开窗通风可以使阳光进入室内,杀灭多种细菌和病毒

④ 不知道

08. 刘大妈在小区散步时被狗咬伤,皮肤有破损,但不严重。以下做法正确的是:

① 自行包扎处理

② 清洗伤口,尽快打狂犬病疫苗

③ 伤口不大,不予理睬

④ 不知道

09. 关于超过保质期的食品,以下说法正确的是:

① 只要看起来没坏,就可以吃

② 只要煮熟煮透后,就可以吃

③ 不能吃

④ 不知道

10. 皮肤轻度烫伤出现水泡,以下做法正确的是:

① 挑破水泡,这样恢复得快

② 水泡小不用挑破,水泡大就要挑破

③ 不要挑破水泡,以免感染

④ 不知道

此健康知识知晓率和健康行为形成率(样表)一共 10 道题,前 5 道为知识题,后 5 道为行为题,各地可从《中国公民健康素养——基本知识与技能(2015 年版)》中选取,上述样表仅供参考。

(二)居民健康知识知晓率和行为形成率

在基层医疗卫生机构随机抽查就诊人群、家属或周边居民 20 人,开展健康知识知晓率问卷调查,观察并测评健康行为形成率。

① 知识知晓率=答对的总题目数/回答的总题目数×100%。知识知晓率≥60%得满分,在 50%～60%之间按比例折算得分,<50%不得分。

② 健康行为形成率=正确的行为项目数/测评的总项目数×100%。健康行为形成率≥60%得满分,在 50%～60%之间按比例折算得分,<50%不得分。

第三节　相关疑问解答

1. 服务对象中"辖区内常住居民"指哪些人?

答:常住人口指实际常住某地半年以上的人口,包括:

(1)户籍在本辖区,平时也居住在本辖区。不包括户籍在本辖区,但离开本地半年以上。

(2)户籍不在本辖区,但在本辖区居住半年及以上。

对于健康教育服务,很多服务内容并不涉及需要确定服务对象是否为户籍居民,是否为本地居住 6 个月及以上的非户籍居民。所有人均可以在基层医疗卫生机构取阅健康教育材料、观看健康教育影像材料、听讲座、参加义诊咨询等。

2. 什么是健康素养？

答：健康素养（Health Literacy）指的是人们获得、处理、理解基本健康信息与服务，从而做出有益于健康的决策的能力。已有研究表明，健康素养低的人，自我报告健康状况差，患者血压、血糖控制不好，采纳健康行为差，医疗费高。我国自 2008 年开展全民健康素养监测，2015 年中国居民健康素养水平为 10.25％，《"健康中国 2030"规划纲要》提出 2030 年中国居民健康素养水平要提升至 30％。

3. 在哪里可以找到《中国公民健康素养——基本知识与技能（2024 年版）》？

答：《中国公民健康素养——基本知识与技能（2024 年版）》由国家卫生健康委办公厅发布，可在中华人民共和国中央人民政府官网查阅，网址为 https://www.gov.cn/zhengce/zhengceku/202405/content_6954649.htm。

2024 年 5 月 28 日，国家卫生健康委发布《中国公民健康素养——基本知识与技能（2024 年版）》，分为"基本知识和理念""健康生活方式与行为""基本技能"三部分，包含定期健康体检、关注血糖血压变化、科学就医等 66 条健康素养知识与技能。

4. 与 2011 年版相比，《国家基本公共卫生服务规范（第三版）》（简称《规范》）中，关于健康教育的重点人群中删除了"农民工"，是"农民工"无须列入重点人群吗？

答：随着我国经济和城市化的发展，大量农村剩余劳动力向城市转移，形成"农民工"群体。《规范》中提出的重点人群删除"农民工"，主要是考虑该群体正在越来越多地融入当地，成为"新市民"。此外，重点人群主要突出了有特殊健康需求的群体，农民工的健康需求与一般人群无异，无须将其特殊列出。

5. 关于健康教育印刷材料的种类如何核定？

答：《规范》中要求每个基层医疗机构每年提供不少于 12 种内容的健康教育印刷材料，主要考虑材料种类应该尽可能涵盖当地主要健康问题，健康教育材料的内容要和当地健康问题相吻合。

基本原则是：如果一套健康教育折页、招贴画（海报）、系列读本，涉及不同的健康问题方面，可以算作不同的种类。如一套折页中涉及不同健康问题，如一个是高血压防控，一个是糖尿病防控，一个是指导戒烟，另一个指导运动，应该算四种。但是，如果一套折页/招贴画，一个是高血压的危害，一个是血压测量，另一个是高血压用药，应该算一种。

此外，不同类型的印刷材料需要区别对待：

小册子：一种小册子或者一种读物可能涉及多个健康问题，但是只能算一种材料。

健康教育处方/传单：可能包含多种健康问题的健康处方、传单，应该按照一种材料计算。

6. 如何计算工作指标中印刷材料的发放数量？

答：目前，基层医疗卫生机构开展的每一个健康教育活动都应有相应的记录，包括发放的健康教育材料。在计算发放健康教育材料数量时，应按照发放途径分类计算，然后累计总数。

（1）机构内取阅数量：放置于基层医疗卫生机构的健康教育材料，被患者、患者家属取走阅读的数量，可以根据材料补充记录，计算取阅数量。

（2）入户发放数量：基层医务人员入户指导及通过社区（居委会、村委会）发放的材料数量。

（3）活动使用数量：开展健康咨询或义诊时，带出去发放的数量。可以通过携带数量减去活动结束时的剩余数量得到。

7. 如何计算健康教育音像资料的种类？

答：计算健康教育音像资料种类的基本原则同上述印刷材料：如果一套音像材料，涉及不同的健康问题方面，可以算作不同的种类。但一套音像材料本来是一个内容（一个健康问题），因为播出时长，分为上、下两集，仍应算一种音像材料。

8. 工作指标中音像材料播放次数和时间如何计算？

答：（1）播放次数：按照每周计，即每周播放几次，一天内持续开机播放或者上下午分别开机播放，均按照一次计算。

（2）播放时间：按照每日计，即每天累计播放多少分钟，可以是持续开机播放多少分钟，也可以是几次开机播放分钟之和。

9. 社区卫生服务中心（乡镇卫生院）下属的社区卫生服务站（村卫生室）的宣传栏是否也可以算作社区卫生服务中心（乡镇卫生院）的？

答：《规范》要求乡镇卫生院和社区卫生服务中心宣传栏不少于 2 个，村卫生室和社区卫生服务站宣传栏不少于 1 个。宣传栏的作用是让更多的目标人群有机会获得健康信息。为此，不可以将社区卫生服务中心（乡镇卫生院）下属的站（村卫生室）的宣传栏算作社区卫生服务中心（乡镇卫生院）的宣传栏。

10. 如果社区卫生服务中心（乡镇卫生院）的两个宣传栏同期更换，算更换 1 次，还是更换 2 次？

答：不管 2 个宣传栏是同时更换还是先后更换，统计更换次数是关注每个宣传栏是否做到每 2 个月更换 1 次、全年至少更换 6 次。

11. 社区卫生服务中心（乡镇卫生院）下属的社区卫生服务站（村卫生室）举办的健康讲座是否也可以计入社区卫生服务中心（乡镇卫生院）的健康讲座次数？

答：不可以。《规范》要求社区卫生服务中心（乡镇卫生院）应每月组织 1 次健康讲座，社区卫生服务站（村卫生室）应每 2 个月组织 1 次健康讲座。本着哪家机构组织计入哪家机构的原则，社区卫生服务中心（乡镇卫生院）组织的讲座，但讲座在下属的社区卫生服务站（村卫生室）进行，计入社区卫生服务中心举办讲座次数；社区卫生服务站（村卫生室）组织健康讲座，邀请社区卫生服务中心（乡镇卫生院）的医生担任师资，计入社区卫生服务站（村卫生室）组织的讲座次数。

12. 如何记录参加健康教育讲座人次数？

答：首先记录每次参加讲座的人数，最终计算全年参加讲座的累计人次数。比如，有一名社区居民参加过当年社区卫生服务中心举办的 12 次讲座中的 6 次，在最终的统计中计 6 人次。

13. 个体化健康教育指标是什么？咨询活动中很多居民不愿意透露个人信息，医生填表也较麻烦，工作怎么体现与考核？

答：个体化健康教育的目的是推动健康教育工作。门诊、随访通过信息化系统，增加一个模块，将个体化健康教育导入进去，就可解决这个问题。

义诊中个体化健康教育并没要求有姓名，但可作为个体化指导受益者的简单记录。

个体化健康教育没有列入统计正是因为有难度问题。目前的设想是，在未来的处方设计中，能有健康教育内容的选项，在最大限度减轻医生负担的同时，能产生统计个体化健康教育的工作指标。

14. 谁应为基层医疗卫生机构提供健康教育规范技术指导?

答:《规范》在"服务要求"中明确指出,基层医疗卫生机构要"接受健康教育专业机构的技术指导和考核评估"。因此,当地健康教育中心、健康教育所(科)应该为基层医疗卫生机构提供指导。在我国,各省地级市、相当部分县都有健康教育所(科),有的是独立机构,有的设在当地疾病预防控制中心内。少数没有健康教育专业机构的地方,健康教育职能由当地疾控中心相关科室或者县卫健委、县爱卫办等执行。均有相应专(兼)职人员负责,承担为基层医疗卫生机构提供健康教育规范技术指导的任务。

第四节　本章自测试题及答案

一、单选题

1. 健康教育宣传栏是 （　　）
   A. 临时的　　　　　　B. 固定的　　　　　C. 可移动的　　　　D. 随意的

2. 做好健康教育工作,社区卫生服务中心应当与下列哪个单位加强沟通与协调（　　）
   A. 镇政府/街道办事处　　　　　B. 辖区内学校
   C. 社会团体　　　　　　　　　D. 以上都是

3. 健康知识讲座中,说的技巧不包括 （　　）
   A. 发音吐字要清晰　　　　　　B. 声音不要有高低起伏
   C. 适当重复重要的内容　　　　D. 尽量少用专业术语

4. 开展公共健康教育咨询活动要根据 （　　）
   A. 公众的需求　　　　　　　　B. 社区卫生服务中心的需求
   C. 领导的意见　　　　　　　　D. 卫生日的需要

5. 开展公共咨询活动的形式主要是 （　　）
   A. 讲座　　　　　　　　　　　B. 义诊、咨询
   C. 展板巡展　　　　　　　　　D. 上门访视

二、填空题

1. 每个基层医疗机构每年提供至少_____种内容的印刷材料,并及时更新补充,保障使用。

2. 按照公共卫生服务标准要求,对_____、_____、_____、_____、_____等人群进行健康教育。

3. 根据《国家基本公共卫生服务规范(第三版)》要求,需开展_____、_____、_____、_____、_____、_____和_____等公共卫生问题的健康教育。

参考答案

一、单选题

1. B　**2.** D　**3.** B　**4.** A　**5.** B

二、填空题

1. 12　**2.** 青少年　妇女　老年人　残疾人　0～6 岁儿童家长　**3.** 食品卫生　职业卫生　放射卫生　环境卫生　饮水卫生　学校卫生　计划生育

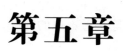

第五章

预防接种

导　语

本章节主要围绕《国家基本公共卫生服务规范(第三版)》预防接种服务规范相关要点及绩效评价考核内容,针对日常管理工作,从报表填报、建证率和疫苗接种率以及疫苗冷链管理等方面,就现场考核要点、考核流程、评分方式及相关疑问解答等内容展开编写。

第一节　绩效评价相关要点

一、服务对象

辖区内 0～6 岁儿童和其他重点人群。

二、服务内容

（一）预防接种管理

1. 及时为辖区内所有居住满 3 个月的 0～6 岁儿童建立预防接种证和预防接种卡(簿)等儿童预防接种档案。

2. 采取预约、通知单、电话、手机短信、网络、广播通知等适宜方式,通知儿童监护人,告知接种疫苗的种类、时间、地点和相关要求。在边远山区、海岛、牧区等交通不便的地区,可采取入户巡回的方式进行预防接种。

3. 每半年对辖区内儿童的预防接种卡(簿)进行 1 次核查和整理,查缺补漏,并及时进行补种。

（二）预防接种

根据国家免疫规划疫苗免疫程序,对适龄儿童进行常规接种。在部分省份对重点人群接种出血热疫苗。在重点地区对高危人群实施炭疽疫苗、钩端螺旋体疫苗应急接种。根据传染病控制需要,开展乙肝、麻疹、脊灰等疫苗强化免疫或补充免疫、群体性接种工作和应急接种工作。

1. 接种前的工作：接种工作人员在对儿童接种前应查验儿童预防接种证(卡、簿)或电子档案,核对受种者姓名、性别、出生日期及接种记录,确定本次受种对象、接种疫苗的品种。询问受种者的健康状况以及是否有接种禁忌等,告知受种者或者其监护人所接种疫苗的品种、作用、禁忌、不良反应以及注意事项,可采用书面或(和)口头告知的形式,并如实记录告知和询问的情况。

2. 接种时的工作：接种工作人员在接种操作时再次查验并核对受种者姓名、预防接种证、接种凭证和本次接种的疫苗品种,核对无误后严格按照《预防接种工作规范》规定的接种月(年)龄、接种部位、接种途径、安全注射等要求予以接种。接种工作人员在接种操作时再次进行"三查七对",无误后予以预防接种。三查指检查受种者健康状况和接种禁忌证,查对预防接种卡(簿)与儿童预防接种证,检查疫苗、注射器外观与批号、效期;七对指核对受种对象姓名、年龄、疫苗品名、规格、剂量、接种部位、接种途径。

3. 接种后的工作:告知儿童监护人,受种者在接种后应在留观室观察30分钟。接种后及时在预防接种证、卡(簿)上记录,与儿童监护人预约下次接种疫苗的种类、时间和地点。有条件的地区录入计算机并进行网络报告。

(三)疑似预防接种异常反应处理

如发现疑似预防接种异常反应,接种人员应按照《全国疑似预防接种异常反应监测方案》的要求进行处理和报告。

三、预防接种服务流程图

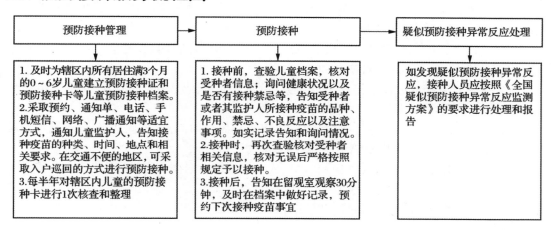

四、服务要求

1. 接种单位必须为区县级卫生行政部门指定的预防接种单位,并具备《疫苗储存和运输管理规范》规定的冷藏设施、设备和冷藏保管制度,按照要求进行疫苗的领发和冷链管理,保证疫苗质量。

2. 应按照《中华人民共和国疫苗管理法》《预防接种工作规范》《全国疑似预防接种异常反应监测方案》等相关规定做好预防接种服务工作,承担预防接种的人员应当具备执业医师、执业助理医师、执业护士或者乡村医生资格,并经过县级或以上卫生行政部门组织的预防接种专业培训,考核合格后持证方可上岗。

3. 基层医疗卫生机构应积极通过公安、乡镇(街道)、村(居)委会等多种渠道,利用提供其他医疗服务、发放宣传资料、入户排查等方式,向预防接种服务对象或监护人传播相关信息,主动做好辖区内服务对象的发现和管理。

4. 根据预防接种需要,合理安排接种门诊开放频率、开放时间和预约服务的时间,提供便利的接种服务。

五、基本公共卫生服务项目报表

基本公共卫生服务项目报表每年通过国家基本公共卫生服务项目管理信息系统上报,上报频次为一年两次,年中上报自然年度1月1日至6月30日数据,年终上报自然年度数据。由社区卫生服务中心上报,依次通过区、市、省三级审核后正式上报至国家基本公共卫生服务项目管理信息系统,数据一经上报不可更改。

1. 辖区内应建立预防接种证人数:截止统计时间点,辖区内居住满 3 个月的 0～6 岁儿童数。

2. 辖区内已建立预防接种证人数:截止统计时间点,辖区内所有居住满 3 个月,并已建立预防接种证的 0～6 岁儿童数。

3. 建证率(%):辖区内已建立预防接种证人数/辖区内应建立预防接种证人数×100%。

4. 辖区内乙肝疫苗接种总针次数(针):从年初到统计时间点,辖区内乙肝疫苗接种总针次(乙肝第 1、2、3 针次总和)。

5. 辖区内卡介苗接种总针次数(针):从年初到统计时间点,辖区内卡介苗接种总针次。

6. 辖区内脊灰疫苗接种总针次数(针):从年初到统计时间点,辖区内脊灰疫苗接种总针次(脊灰第 1、2、3、4 针次总和)。

7. 辖区内百白破疫苗接种总针次数(针):从年初到统计时间点,辖区内百白破疫苗接种总针次(百白破第 1、2、3、4 针次总和)。

8. 辖区内含麻疹成分疫苗接种总针次数(针):从年初到统计时间点,辖区内含麻疹成分疫苗接种总针次(含麻类第 1、2 针次总和)。

9. 辖区内流脑疫苗接种总针次数(针):从年初到统计时间点,辖区内 A 群流脑疫苗接种总针次(A 群第 1、2 针次以及 A＋C 群第 1、2 针次总和)。

10. 辖区内乙脑疫苗接种总针次数(针):从年初到统计时间点,辖区内乙脑疫苗接种总针次(乙脑第 1、2 针次总和)。

11. 辖区内甲肝疫苗接种总针次数(针):从年初到统计时间点,辖区内甲肝疫苗接种总针次(甲肝第 1、2 针次总和)。

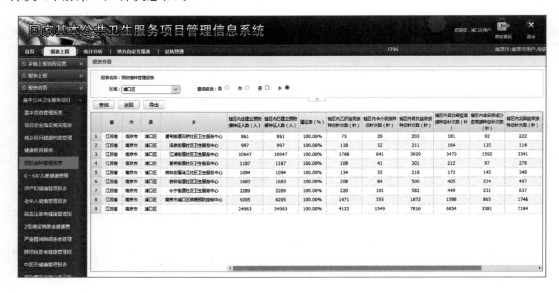

六、现场评价指标

基本公共卫生服务预防接种服务绩效现场评价,针对项目执行和项目效果,主要结合基本公共卫生服务半年度报表和年度报表。项目执行涉及建证率、疫苗接种率以及疫苗冷链管理等情况(各填表数据定义见上文,现场考核评价流程及方法见第二节)。

第二节　现场考核评价流程及方法

预防接种绩效评价现场考核,项目区抽取若干家基层医疗卫生机构开展评价,由项目区提供人口统计学资料、基本公共卫生服务报表,结合区域医疗卫生服务机构管理信息系统,通过现场查阅资料、实地核查、人员访谈、问卷调查等形式开展。

一、建证建卡率

（一）评价对象

绩效考核评价对象为随机抽取的项目区内社区卫生服务中心(站)。

（二）指标说明

按照国家基本公共卫生规范要求,国家实行预防接种证制度,应及时为辖区内所有居住满3个月的0～6岁儿童建立预防接种证和预防接种卡等儿童预防接种档案,接种单位至少每半年对责任区内儿童的预防接种卡进行1次核查和整理。建证建卡率反映基层卫生机构预防接种记录管理和适龄儿童预防接种管理情况。

（三）数据资料来源

1. 基层接种单位应为辖区内所有居住满3个月的0～6岁儿童建立预防接种证。

2. 在考核地区选定农贸市场、外来人员聚集地等,抽查10名2～6岁儿童(5名2～4岁,5名4～6岁),索取儿童预防接种证。

3. 基层医疗卫生机构提供10名适龄儿童国家免疫规划疫苗预防接种卡信息(含信息系统记录)。

4. 考核所查儿童建证率,核查预防接种证填写情况,并与预防接种卡比对,可电话联系儿童家长,确定预防接种卡/证管理的规范性、信息一致性。

（四）现场考核评分标准和现场考核评价流程及方法

1. 现场考核评分标准

1) 建证率＝建证儿童数/抽查儿童数。建证率＝100%,得满分;建证率<100%,不得分。

2) 预防接种卡/证规范填写得分＝(填写规范儿童数/抽查儿童数)×权重分。

3) 预防接种卡/证一致性得分＝(预防接种卡/证信息一致儿童数/抽查儿童数)×权重分。

4) 发现故意修改、伪造档案记录扣1分。

2. 考核方法

1) 考核乡镇或社区,随机抽取适龄儿童,调查儿童预防接种证建证情况,计算预防接种证建证率。

2) 预防接种卡/证规范填写:预防接种卡疫苗名称、接种日期、接种部位、批号、生产企业、接种单位和医生签名无缺项,预防接种证疫苗名称、接种日期、医生签名无缺项,文字规范,填写准确,方可视为规范填写;若该儿童为外区流入儿童,则重点考核纳入管理后的疫苗接种规范填写情况。

3）预防接种卡/证一致性：儿童预防接种证与预防接种信息系统个案中儿童基本情况（姓名、出生日期、监护人姓名等）、国家免疫规划疫苗接种记录信息保持一致。

【示例】

2022年度某地开展年度基本公共卫生服务项目绩效评价，随机抽取某社区卫生服务中心。在某社区卫生服务中心附近的农贸市场内，抽查10名2～6岁儿童，索取儿童预防接种证。抽查的10名儿童均有预防接种证。查看接种证填写是否规范、完整，并与电脑系统中的接种信息进行核对，抽查的10份中有1份接种证疫苗批号填写与电脑系统不一致，查阅当时的疫苗管理资料进行核对后发现为接种证填写笔误。

考核结果：

建证率：$10/10×100\%=100\%$，得1分。

规范填写率：$(10/10)×0.5$分$=0.5$，得0.5分。

预防接种卡/证一致性：$(9/10)×0.5$分$=0.45$分，得0.45分。

发现故意修改、伪造档案记录扣1分。

3. 预防接种卡/证管理核查表填写说明

在每个社区卫生服务中心辖区内选定农贸市场、外来人员聚集地等，抽取10名适龄儿童，核查国家免疫规划疫苗预防接种卡信息（含信息系统记录）。

预防接种卡/证管理考核评分工具表（示例）

考核指标	数据资料来源	评分标准	考核记录		扣分原因	得分
预防接种卡/证管理（2分）	1. 基层接种单位应为辖区内所有居住满3个月的0～6岁儿童建立预防接种证； 2. 在考核地区选定农贸市场、外来人员聚集地等，抽查10名2～6岁儿童，索取儿童预防接种证； 3. 基层医疗卫生机构提供10名适龄儿童国家免疫规划疫苗预防接种卡信息（含信息系统记录）； 4. 考核所查儿童建证率，核查预防接种证填写情况，并与预防接种卡比对，可电话联系儿童家长，确定预防接种卡/证管理的规范性、信息一致性	1. 建证率 建证率＝建证儿童数/抽查儿童数 建证率＝100%，得1分； 建证率＜100%，得0分	① 抽查儿童数			
			② 建证数			
			③ 建证率			
		2. 预防接种卡/证规范填写 得分＝（填写规范儿童数/抽查儿童数）×0.5分	① 抽查儿童数			
			② 填写规范儿童数			
			③ 规范填写率			
		3. 预防接种卡/证一致性： 得分＝（预防接种卡/证信息一致儿童数/抽查儿童数）×0.5分 4. 发现故意修改、伪造档案记录扣1分	① 抽查儿童数			
			② 卡/证信息一致儿童数			
			③ 卡/证信息一致率			

二、国家免疫规划疫苗接种情况

（一）评价对象

绩效考核评价对象为随机抽取的项目区内社区卫生服务中心(站)。

（二）指标说明

基层医疗卫生机构按照国家基本公共卫生服务规范要求,提供国家免疫规划疫苗接种服务。国家免疫规划疫苗接种率反映疫苗接种情况和免疫规划工作成效。

（三）数据资料来源

在考核区选定的基层接种单位辖区内,从江苏省儿童预防接种信息系统中获取截至考核要求日期7岁以内的儿童,查看其接种率。

（四）现场考核评分标准和现场考核评价流程及方法

1. 现场考核评分标准

某种疫苗接种率＝年度辖区内某种疫苗实际接种人数/年度辖区内某种疫苗应接种人数×100％。

1) 考核六种疫苗:乙肝③、乙脑减毒①、含麻疹成分②、脊灰④、流脑A＋C②、白破,得分＝抽查适龄儿童接种率/年度绩效目标值×权重分,接种率≥年度绩效目标值得满分。

2) 考核时,发现故意修改、伪造档案记录得0分。

2. 考核方法

在考核区选定的基层接种单位辖区内,从江苏省儿童预防接种信息系统中获取截至考核要求日期7岁以内儿童,查看其接种率。疫苗接种率反映基层医疗卫生机构疫苗接种的数量和质量。

【示例】

2022年度某地开展年度基本公共卫生服务项目绩效评价,随机抽取某社区卫生服务中心,从江苏省儿童信息系统中获取2016年1月1日—2022年12月31日出生的儿童2 000人,其中应接种流脑A＋C②的有120人次,系统实际接种A＋C②的有96人次;应接种白破的有120人次,系统实际接种白破的有100人次;应接种脊灰④的有350人次,系统实际接种脊灰④的有340人次;应接种乙肝③的有1 200人次,系统实际接种乙肝③的有1 180人次;应接种乙脑减毒①的有400人次,系统实际接种乙脑减毒①的有380人次;应接种含麻疹成分②的有520人次,系统实际接种含麻疹成分②的有500人次。所有已接种按流程规范接种。

A＋C②接种率:96/120＝80.00％,接种率＜90％,80.00％/90％×1,得0.89分。

白破接种率:100/120＝83.33％,接种率＜90％,83.33％/90％×1,得0.93分。

脊灰④接种率:340/350＝97.14％,接种率≥90％,得1分。

乙肝③接种率:1 180/1 200＝98.33％,接种率≥90％,得1分。

乙脑减毒①接种率:380/400＝95.00％,接种率≥90％,得1分。

含麻疹成分②接种率:500/520＝96.15％,接种率≥90％,得1分。

3. 国家免疫规划疫苗接种情况考核评分表填写说明

每个社区卫生服务中心从江苏省儿童信息系统中抽取考核年度内出生的儿童,查看其接种率。

国家免疫规划疫苗接种情况考核评分工具表（示例）

考核指标	数据资料来源	评分标准	考核记录				扣分原因	得分
			疫苗种类	应接种儿童数	接种数	接种率		
国家免疫规划疫苗接种情况（6分）	在考核区选定的基层接种单位辖区内，从江苏省儿童信息系统中获取截至考核要求日期 7 岁以内的儿童，查看其接种率	1. 考核六种疫苗，每种疫苗满分 1 分：乙肝③、乙脑减毒①、含麻疹成分②、脊灰④、流脑 A＋C ②、白破，得分＝抽查适龄儿童接种率/90%×1 分，接种率≥90%得满分； 2. 考核当时，发现故意修改、伪造档案记录得 0 分	流脑 A＋C ②					
			白破					
			脊灰④					
			乙肝③					
			乙脑减毒①					
			含麻疹成分②					

三、国家免疫规划疫苗冷链管理

（一）评价对象

绩效考核评价对象为随机抽取的项目区内社区卫生服务中心（站）。

（二）指标说明

基层医疗卫生机构按照国家基本公共卫生服务规范要求，进行疫苗领发和冷链管理，保证疫苗质量。疫苗冷链管理得分反映基层医疗卫生机构疫苗冷链管理情况。

（三）数据资料来源

1. 基层机构提供考核年度内疫苗出入库记录和冷链设备温度监测记录；考核区在选定的基层医疗机构随机抽取考核年度内 2 种国家免疫规划疫苗出入库记录（含信息系统电子记录），核查疫苗出入库是否完整。

2. 随机抽取考核年度内 2 种国家免疫规划疫苗出入库记录，与实物数量对比，核查疫苗账物相符情况。

3. 查阅考核年度内在用疫苗冷链设备温度监测纸质或电子记录，检查冷链温度监测情况。

（四）现场考核评分标准和现场考核评价流程及方法

1. 现场考核评分标准

1）疫苗出入库记录完整：任一批次疫苗品种、剂型、数量、规格、批号、有效期、生产企业等内容无缺失，视为完整（0.5 分）。

2）接收疫苗时索要温度记录（0.5 分）。

3）出入库登记库存量与实物相符（0.2 分）。

4）储存疫苗医用冰箱符合标准（0.3 分）。

5）疫苗冷链温度监测规范（0.3 分）。

6）报废过期疫苗按规定集中上交处理（0.2 分）。

2. 考核方法

1）疫苗出入库记录完整性：任一批次疫苗品种、剂型、数量、规格、批号、有效期、生产企业等内容无缺失，视为完整。

2）疫苗账物相符：接种单位要做到日清月结，保证账物相符。疫苗库存数量账面记录与实际库存保持一致。

3）冷链设备温度监测：接种单位应对冷链设备实施温度监测，每天至少监测2次（上、下午各1次,含周末和法定节假日）温度。

【示例】

2022年度某地开展年度基本公共卫生服务项目绩效评价,抽取某社区卫生服务中心,随机抽取百白破和乙肝疫苗,查看2022年1月1日—2022年12月31日2种疫苗的出入库情况,发现一种疫苗出入库登记表和冰箱内疫苗实物数量存在不一致现象,登记本的数量、批号、有效期、剂量、生产企业均填写完整。该单位储存疫苗医用冰箱符合标准,有温度定期检测记录和接收疫苗时温度记录,该社区卫生服务中心的报废过期疫苗按照要求进行隔离并出库转运上交,记录完整,无逻辑错误。

考核结果：

疫苗出入库记录完整：$19/20 \times 100\% = 95\%$,得分$= 95\% \times 0.5$分$= 0.475$分。

接收疫苗温度记录完整,得0.5分。

出入库登记库存量与实际相符：$1/2 \times 100\% = 50\%$,得分$= 50\% \times 0.2$分$= 0.1$分。

储存疫苗医用冰箱符合标准,得0.3分。

疫苗冷链温度监测规范,得0.3分。

报废过期疫苗按规定集中上交处理,得0.2分。

3. 国家免疫规划疫苗冷链管理考核评分表填写说明

1）随机抽取考核年度内2种国家免疫规划疫苗出入库记录(含信息系统电子记录),核查疫苗出入库是否完整。

2）随机抽取考核年度内2种国家免疫规划疫苗出入库记录,与实物数量对比,核查疫苗账物相符情况。

3）查阅考核年度内在用疫苗冷链设备温度监测纸质或电子记录,检查冷链温度监测情况。

国家免疫规划疫苗冷链管理评分工具表（示例）

考核指标	数据资料来源	评分标准	考核记录	扣分原因	得分
国家免疫规划疫苗冷链管理（2分）	1. 基层机构提供考核年度内疫苗出入库记录和冷链设备温度监测记录；考核区在选定的基层医疗机构随机抽取2种考核年度内国家免疫规划疫苗出入库记录（含信息系统电子记录）,核查疫苗出入库是否完整; 2. 随机抽取2种考核年度内国家免疫规划疫苗出入库记录,与实物数量对比,核查疫苗账物相符情况; 3. 查阅考核年度内在用疫苗冷链设备温度监测纸质或电子记录,检查冷链温度监测情况	1. 疫苗出入库记录完整：任一批次疫苗品种、剂型、数量、规格、批号、有效期、生产企业等内容无缺失,视为完整(0.5分); 2. 接收疫苗索要温度记录(0.2分); 3. 出入库登记库存量与实物相符(0.2分); 4. 储存疫苗医用冰箱符合标准(0.2分); 5. 疫苗冷链温度监测规范(0.3分); 6. 报废过期疫苗按规定集中上交处理(0.2分); 7. 疑似预防接种异常反应报告处理情况(0.4分); 48小时报告及时率(0.2分),得分＝及时率/100%×0.2分;报告卡填写规范情况(0.2分),得分＝规范数/报告数×0.2分	＿＿＿＿疫苗出入库记录完整		
			接收疫苗索要温度记录		
			疫苗账物相符：＿＿＿＿疫苗实物数（　　）,出入库账册登记数（　　）,出入库信息系统登记数（　　）;＿＿＿＿疫苗实物数（　　）,出入库账册登记数（　　）,出入库信息系统登记数（　　）		
			医用冰箱符合标准		
			疫苗冷链温度监测规范		
			报废疫苗规范处理		
			报告例数（　　）,及时数（　　）,及时率（　　）;报告卡填写规范数（　　）		

第三节　相关疑问解答

1. 辖区内免疫规划儿童和其他重点人群指哪些人？

答：包括按照国家免疫规划儿童免疫程序服务的0～6岁儿童，按照国家免疫规划儿童免疫程序补种服务的0～14岁儿童；按照国家免疫规划特殊人群免疫程序服务对象，按照国家或地方应急免疫、群体性免疫等实施方案开展接种的对象。

2. 建立预防接种卡、证是在户口所在地吗？

答：预防接种证、卡（簿）按照居住地实行属地化管理。儿童出生后1个月内，其监护人应当到儿童居住地的接种单位为其办理接种证，接种证遗失者应及时补办。产科接种单位应告知新生儿监护人一个月内到居住地接种单位建立接种证、卡，或直接为新生儿办理接种证。户籍在外地的适龄儿童暂住在当地时间≥3个月，由暂住地接种单位及时建立预防接种卡（簿）；无接种证者须同时建立、补办接种证。办理接种证的接种单位应在预防接种证上加盖公章。

3. 预防接种是通过何种方式通知儿童监护人的？预约告知包括哪些内容？

答：采取现场预约、通知单、电话、手机短信、广播等适宜方式通知儿童监护人，告知接种疫苗的种类、时间、地点和相关要求。

4. 接种疫苗前，询问、告知并记录的内容有哪些？

答：询问受种者的健康状况以及是否有接种禁忌等，告知受种者或者监护人所接种疫苗的品种、作用、禁忌、不良反应以及注意事项，可采用书面或（和）口头告知的形式，并如实记录告知和询问的情况。

5. 如何确定接种对象？

答：根据国家免疫规划疫苗的免疫程序、群体性预防接种、应急接种或补充免疫方案等，确定受种对象。受种对象包括本次受种对象、上次漏种者和流动人口等特殊人群中的未受种者。清理预防接种卡（簿）或通过信息系统建立的儿童预防接种个案信息，根据预防接种记录核实受种对象，主动搜索流动人口和未登记在册的受种对象。

6. 接种单位应张贴的预防接种宣传材料有哪些？

答：应张贴的预防接种宣传材料包括以下4方面：

（1）预防接种工作流程。

（2）国家免疫规划疫苗的品种、免疫程序、预防接种方法等，非免疫规划疫苗除公示上述内容外还应公示疫苗价格、预防接种服务价格。

（3）预防接种服务时间、咨询电话。

（4）相关科普宣传资料等。

7. 接种疫苗后，在接种卡和接种证上应记录哪些内容？

答：接种后及时在接种证、卡记录接种疫苗品种、生产企业、批号、有效期、接种时间、接种医生、接种者等内容，并录入信息系统。

8. 接种疫苗后,受种者应留观多长时间?

答:接种者在接种后留在接种现场观察30分钟。如有不良反应,及时处理和报告。

9. 什么是"疑似预防接种异常反应"?

答:疑似预防接种异常反应(Adverse Event Following Immunization,简称 AEFI)是指在预防接种后发生的怀疑与预防接种有关的反应或事件。

10. 什么是"预防接种异常反应"?

答:预防接种异常反应,是指合格的疫苗在实施规范接种过程中或者实施规范接种后造成受种者机体组织器官、功能损害,相关各方均无过错的药品不良反应。

11. "疑似预防接种异常反应"的报告范围有哪些?

答:按疑似预防接种异常反应发生时限,分为以下7种情形:

(1)24小时内:如过敏性休克、不伴休克的过敏反应(荨麻疹、斑丘疹、喉头水肿等)、中毒性休克综合征、晕厥、癔症等。

(2)5天内:如发热(腋温≥38.6℃)、血管性水肿、全身化脓性感染(毒血症、败血症、脓毒血症)、接种部位发生的红肿(直径>2.5 cm)、硬结(直径>2.5 cm)、局部化脓性感染(局部脓肿、淋巴管炎和淋巴结炎、蜂窝织炎)等。

(3)15天内:如麻疹或猩红热样皮疹、过敏性紫癜、局部过敏坏死反应(Arthus 反应)、热性惊厥、癫痫、多发性神经炎、脑病、脑炎和脑膜炎等。

(4)6周内:如血小板减少性紫癜、格林巴利综合征、疫苗相关麻痹型脊髓灰质炎等。

(5)3个月内:如臂丛神经炎、接种部位发生的无菌性脓肿等。

(6)接种卡介苗后1～12个月:如淋巴结炎或淋巴管炎、骨髓炎、全身播散型卡介苗感染等。

(7)其他:与预防接种相关的其他严重疑似预防接种异常反应。

12. "疑似预防接种异常反应"责任报告单位和报告人包括哪些?

答:医疗机构、接种单位、疾病预防控制机构、药品不良反应监测机构、疫苗生产企业及其执行职务的人员,均为疑似预防接种异常反应的责任报告单位和报告人。

13. "疑似预防接种异常反应"的报告时限要求有哪些?

答:责任报告单位和报告人,应当在发现疑似预防接种异常反应后48小时内,填写疑似预防接种异常反应个案报告卡,向受种者所在地的县级疾病预防控制机构报告;发现怀疑与预防接种有关的死亡、严重残疾、群体性疑似预防接种异常反应、对社会有重大影响的疑似预防接种异常反应时,在2小时内填写疑似预防接种异常反应个案报告卡或群体性疑似预防接种异常反应登记表,以电话等最快方式向受种者所在地的县级疾病预防控制机构报告。

14. 预防接种单位应具备什么条件?

答:接种单位应具备以下3方面条件:

(1)具有医疗机构执业许可证件。

(2)具有经过县级人民政府卫生主管部门组织的预防接种专业培训并考核合格的执业医师、执业助理医师、护士或者乡村医生。

（3）具有符合疫苗储存、运输管理规范的冷藏设施、设备和冷藏保管制度。

15.《国家基本公共卫生服务规范（第三版）》中，关于预防接种提到，脊灰疫苗第 3 剂要在＜12 月龄完成，但是程序表里面为什么没有体现？

答：国家卫生计生委 2016 年底下发的《儿童国家免疫规划疫苗程序和说明（2016 年版）》中有一个免疫规划疫苗接种的通用原则。其中，对每种疫苗的接种剂次均规定了具体完成时间。如建议脊灰疫苗第三剂次在 12 月龄内完成，第四剂次在 5 周岁内完成。

16. 可以把预防接种告知单作为告知记录吗？

答：告知和询问的记录，应有一个相对固定的纸质模板。在告知和询问过程中，同时完成记录，双方确认签字。一是规范询问、告知流程并记录，二是减少医生工作量。

17. 每种疫苗接种均需记录填表吗？应接种人数如何填写？

答：接种的每种疫苗、每剂次均要记录填表，并且汇总后要进行报告。免疫规划疫苗报告应种数和实种数，非免疫规划疫苗报告接种数。应种数是从接种单位初始报告，县区级是各乡级报告单位汇总结果，同样市级是各县级汇总结果。应种人数是逐级汇总后上报。

第四节　本章自测试题及答案

一、单选题

1. 儿童在规范接种合格疫苗时接种部位发生红肿、疼痛、硬结等症状，反应轻微，在 1～2 天内自行恢复，这些反应叫　　　　　　　　　　　　　　　　　　　　　（　　）
   A. 一般反应　　　　B. 异常反应　　　C. 偶合症　　　D. 严重反应

2. 接种单位需报废的疫苗，应当　　　　　　　　　　　　　　　　　　　　　（　　）
   A. 由医疗机构自行处置
   B. 统一回收至县级疾病预防控制机构统一销毁
   C. 返回厂家处理
   D. 都可以

3. AEFI 报告实行属地化管理，责任报告人发现 AEFI 要填报"AEFI 个案报告卡、调查表"等，AEFI 责任报告人不包括　　　　　　　　　　　　　　　　　　　（　　）
   A. 医疗机构工作人员　　　　　　　B. 接种单位工作人员
   C. 疾病预防控制机构执行职务人员　　D. 儿童监护人

4. 疾病预防控制机构、接种单位在接收或者购进国产疫苗时，应当索取的检查疫苗生产企业或疫苗配送企业提供的复印件不包括　　　　　　　　　　　　　　（　　）
   A. 生物制品批签发合格证　　　　　B. 进口药品通关单
   C. 药品检验报告　　　　　　　　　D. 生物制品批签发登记表

二、填空题

1. 预防接种服务对象,辖区内＿＿＿＿＿＿＿＿＿＿＿＿和其他重点人群。

2. 每＿＿＿＿＿年对辖区内儿童的预防接种卡(簿)进行 1 次核查和整理,查缺补漏,并及时进行补种。

3. 及时为辖区内所有居住满＿＿＿＿＿＿的 0～6 岁儿童建立预防接种证和预防接种卡(簿)等儿童预防接种档案。

三、判断题

1. 任何医疗单位或个人均不得做出预防接种异常反应诊断。 （　　）

2. 接种卡介苗出现的局部红肿,可以热敷。 （　　）

3. 疫苗运输时间超过 6 小时,须记录途中温度。 （　　）

4. 免疫程序所列各疫苗第一剂的接种时间为最小免疫起始时间,不得提前。 （　　）

5. 当多种疫苗同时注射接种(包括肌内、皮下和皮内注射)时,可在左右上臂、左右大腿分别接种,卡介苗选择上臂。 （　　）

参考答案

一、单选题

1. A　**2.** B　**3.** D　**4.** B

二、填空题

1. 0～6 岁儿童　**2.** 半　**3.** 3 个月

三、判断题

1. √　**2.** ×　**3.** √　**4.** √　**5.** √

第六章

0～6 岁儿童健康管理

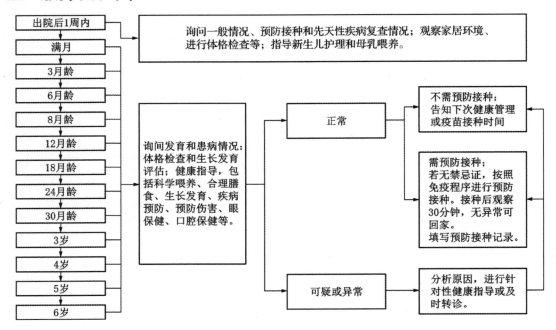

导　语

　　本章节主要围绕《国家基本公共卫生服务规范(第三版)》0～6 岁儿童健康管理服务规范相关要点及绩效评价考核内容,针对日常管理工作,从报表填报,指标率的完成情况,服务的规范性、真实性以及满意度和知晓度等多个角度,就现场考核要点、考核流程、评分方式及相关疑问解答等内容展开编写。

第一节　绩效评价相关要点

一、0～6 岁儿童健康管理的定义

　　按基本公共卫生服务规范为 0～6 岁儿童开展新生儿家庭访视、新生儿满月健康管理、婴幼儿健康管理、学龄前儿童健康管理,并为健康问题儿童提供及时转诊、追踪随访等服务。

二、管理对象

　　辖区内常住的 0～6 岁儿童,包括在辖区内居住的户籍及非户籍 0～6 岁儿童。

三、服务流程图

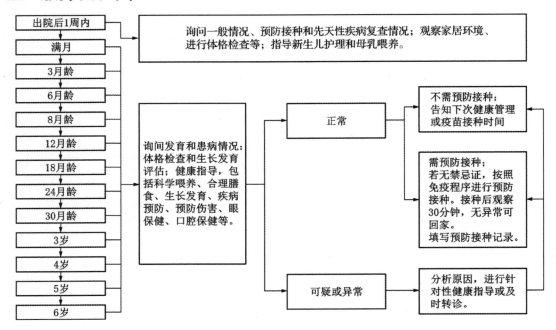

四、服务要求

1. 开展儿童健康管理的社区卫生服务中心(乡镇卫生院)应当具备所需的基本设备和条件。

2. 按照国家儿童保健有关规范的要求进行儿童健康管理,从事儿童健康管理工作的人员(含乡村医生)应取得相应的执业资格,接受过儿童保健专业技术培训,并定期参加儿童保健专业技术相关培训。

3. 社区卫生服务中心(乡镇卫生院)应通过妇幼健康信息系统、预防接种系统以及日常医疗卫生服务等多种途径掌握辖区适龄儿童数,加强与托幼机构的联系,取得工作配合,共同做好 0～6 岁儿童的健康管理。

4. 加强健康宣教,向儿童监护人告知 0～6 岁儿童健康管理服务内容,使更多的儿童家长愿意接受并享受国家提供的基本公共卫生服务。

5. 儿童健康管理服务在时间上应与预防接种时间相结合。社区卫生服务中心(乡镇卫生院)为儿童进行首次计划免疫接种前,确认妇幼健康信息系统儿童建卡状态,及时登记儿童建卡信息,为儿童建卡,不得以未建卡为由阻止儿童计划免疫。鼓励儿童每次接受免疫规划范围内的预防接种前进行儿童健康体检并提供健康体检指导服务。

6. 每次儿童健康体检服务后及时记录儿童健康体检信息,纳入妇幼健康信息系统儿童健康档案。

7. 积极应用中医药方法,为儿童提供生长发育与疾病预防等中医药健康指导。

五、基本公共卫生服务项目报表

基本公共卫生服务项目报表每年通过国家基本公共卫生服务项目管理信息系统上报,上报频次为一年两次,半年上报自然年度 1 月 1 日至 6 月 30 日管理数据,全年上报自然年度 1 月 1 日至 12 月 31 日管理数据。由社区卫生服务中心(乡镇卫生院)上报,区、市、省三级审核后正式上报至国家基本公共卫生服务项目管理信息系统,数据一经上报不得更改。

本章节内容以江苏省及南京市为例,基本公共卫生数据来源于江苏省妇幼健康信息系统,辖区内新生儿按照规范要求接受 1 次及以上访视的新生儿数、辖区内 0～6 岁儿童数、辖区内接受 1 次及以上随访的 0～6 岁儿童数、辖区内接受 1 次及以上眼保健和视力检查的 0～6 岁儿童数与"7 岁以下儿童保健和健康情况年报表"(卫健统 69 表)保持一致;辖区内活产数与"孕产妇保健和健康情况年报表"(卫健统 66 表)保持一致。

(一)新生儿访视

1. 辖区内活产数:该地区该统计年度内妊娠满 28 周及以上(如孕周不清楚,可参考出生体重达 1 000 克及以上),娩出后有心跳、呼吸、脐带搏动、随意肌收缩 4 项生命体征之一的新生儿数。

2. 辖区内按照规范要求接受 1 次及以上访视的新生儿人数:该地区该统计年度内新生儿出院后 1 周内接受 1 次及以上访视的新生儿人数。要求亲自检查新生儿,向家长或邻居询问情况不算新生儿访视。

3. 新生儿访视率(%):辖区内按照规范要求接受 1 次及以上访视的新生儿人数/辖区

内活产数×100%。

（二）0～6岁儿童健康管理

1. 辖区内0～6岁儿童数：当年12月31日不满7周岁的全部儿童数，计算年龄应以当年12月31日24时为标准时点。

2. 辖区内接受1次及以上随访的0～6岁儿童数：7岁以下儿童该统计年度内接受1次及以上体格检查（身高和体重等）的总人数。每个儿童均以本统计年度第一次体检情况填报，一个儿童该统计年度内如接受多次体格检查，按1人计算。

3. 儿童健康管理率（%）：辖区内接受1次及以上随访的0～6岁儿童数/辖区内0～6岁儿童数×100%。

（三）0～6岁儿童眼保健和视力检查

1. 辖区内接受1次及以上眼保健和视力检查的0～6岁儿童数（人）：该地区该统计年度内接受1次及以上儿童眼保健和视力检查服务的0～6岁儿童数。

2. 0～6岁儿童眼保健和视力检查覆盖率（%）：辖区内接受1次及以上眼保健和视力检查的0～6岁儿童数/辖区内0～6岁儿童数×100%。

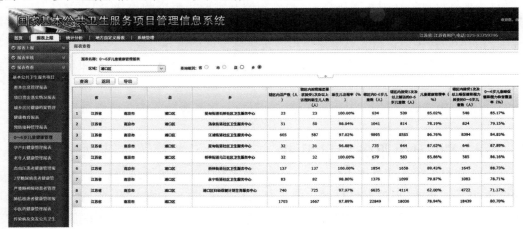

六、现场评价指标

基本公共卫生服务0～6岁儿童健康管理绩效现场评价，针对项目执行和项目效果，主要结合基本公共卫生服务半年报表和全年报表。项目执行涉及新生儿访视率、儿童健康管理率及儿童系统管理率，从0～6岁儿童健康管理服务提供的数量、质量完成情况开展评价。项目效果涉及项目的成效，包括调查服务儿童家长对0～6岁儿童健康管理服务的知晓率及对服务的满意度。

第二节　现场考核评价流程及方法

0～6岁儿童健康管理绩效评价现场考核，从被考核区随机抽取基层医疗卫生机构开展评价。被考核区及抽取的基层医疗卫生机构提供基本公共卫生服务项目报表、新生儿访视与儿童健康管理档案资料,通过现场查阅资料、实地核查、人员访谈、问卷调查、核对江苏省妇幼健康信息系统等形式开展。

一、新生儿访视

（一）评价对象

绩效考核评价对象为随机抽取的被考核区内的社区卫生服务中心(乡镇卫生院)。

（二）指标说明

年度辖区内按照规范要求接受 1 次及以上访视的新生儿人数占年度辖区活产数比例,反映新生儿访视服务开展情况。

（三）数据资料来源

1. 抽查的基层医疗卫生机构运用江苏省妇幼健康信息系统获取活产数、新生儿访视数、新生儿访视记录等资料。

2. 抽查的基层医疗卫生机构整群抽取一个月活产儿(不足 20 名,抽取 2～3 个月数据),核实接受新生儿访视人数及新生儿访视质量。

3. 每个机构抽查 5 例以上新生儿访视记录,电话或现场核实服务的真实性及规范性。

（四）评分标准

1. 新生儿访视率(权重分)。新生儿访视率得分＝新生儿访视率/年度绩效目标值×权重分。新生儿访视率≥年度绩效目标值为满分。

2. 新生儿访视服务规范性。得分＝权重分－新生儿访视不规范例数×权重分。

3. 新生儿访视服务真实性。每发现 1 例不真实新生儿访视记录扣 1 分,扣完为止。

（五）现场考核评价流程及方法

1. 新生儿访视率

1）活产数:与辖区计划免疫接种名单、江苏省妇幼健康信息系统"活产数日志"〔分娩日期、母亲管理单位(社区＋辖区妇幼保健所)〕复核辖区活产数,校正抽查社区的活产数。

2）新生儿访视数:查看江苏省妇幼健康信息系统(简称"省系统")中新生儿出院后 7 天内(含第 7 天)首次新生儿访视人数,计算核实的新生儿访视数。高危新生儿需按相关管理规范开展新生儿访视工作。

3）流程及方法:某年某地开展基本公共卫生服务项目绩效考核评价,随机抽取某社区卫生服务中心(乡镇卫生院),登录"省系统"平台,抽查该社区某年某月的活产数及新生儿访视情况(含本社区建卡、辖区妇幼保健所反馈数据、各种途径补漏数据)。

【示例1】

2022 年度某地开展基本公共卫生服务项目绩效评价,按目前新生儿访视率≥90％指标要求进行考核。随机抽取某社区卫生服务中心,考核 2022 年 5—6 月出生的儿童,查看该分娩日期的活产儿数及新生儿访视情况。

登录"省系统",设置出生日期为 2022 年 5 月 1 日—2022 年 6 月 30 日,抽查数据:① 显示该社区活产数 A＝26 人(A 中出院后 7 天内新生儿有效访视数为 B 人,B＝25 人);② 辖区妇幼保健所该社区母亲建册活产数 A1＝4 人（A1 中出院后 7 天内新生儿有效访视数为 B1 人，B1＝2 人）；③ 设置居住地或休养地，查询无管理单位的产妇，经电话核实，该社区漏报活产数 A2＝1 人（A2 中出院后 7 天内新生儿有效访视数为 B2 人，B2＝0 人）；④ 在计划免疫科，调取 2022 年 5—6 月出生儿童计划免疫名单，与该社区掌握的活产数名单核对，经复核，活产数漏报为 A3＝1 人（A3 中出院后 7 天内新生儿有效访视数为 B3 人，B3＝0 人）。该抽查社区核查的活产数为 A＋A1＋A2＋A3＝32 人，核查的新生儿访视数为 B＋B1＋B2＋B3＝27 人。

新生儿访视率：（B＋B1＋B2＋B3）/（A＋A1＋A2＋A3）×100％，若≥90％，得满分（权重分）；若＜90％，（B＋B1＋B2＋B3）/（A＋A1＋A2＋A3）×100％/90％×权重分，为最终得分。27/32×100％＝84.4％＜90％。84.4％/90％×权重分，为最终得分。

2. 新生儿访视服务规范性

核查新生儿访视单页与"省系统"中新生儿访视记录录入一致性及服务规范性。

1）新生儿家庭访视：新生儿出院后 1 周内，医务人员到新生儿家中进行新生儿访视，了解新生儿出生时情况、预防接种情况。在开展新生儿疾病筛查的地区应了解新生儿疾病筛查情况、新生儿听力筛查情况、新生儿先天性心脏病筛查情况等。观察家居环境，重点询问和观察喂养、睡眠、大小便、黄疸、脐部、口腔发育情况等。为新生儿测量体温，记录出生时体重、身长，进行体格检查。根据新生儿的具体情况，对家长进行喂养、发育、防病、预防伤害和口腔保健等指导。如果发现新生儿未接种卡介苗和第 1 剂乙肝疫苗，提醒家长尽快补种。如果发现新生儿未接受新生儿疾病筛查、新生儿听力筛查、新生儿先天性心脏病筛查，及时告知家长到具备筛查条件的医疗保健机构补筛，对筛查可疑或异常儿童开展随访。对于低出生体重、早产、双多胎或有出生缺陷等具有高危因素的新生儿，根据实际情况增加家庭访视次数并按规范及时转诊。

2）新生儿满月健康管理：新生儿出生后 28～30 天，结合接种乙肝疫苗第二针，在社区卫生服务中心（乡镇卫生院）进行随访。重点询问和观察新生儿的喂养、睡眠、大小便、黄疸等情况，进行体重、身长、头围测量及体格检查，对家长进行喂养、发育、防病指导，督促高危新生儿家长及时按规范到指定的妇幼保健机构开展随访。

新生儿访视记录档案规范性核查表

说明：

1. 在江苏省妇幼健康信息系统中随机抽取 30 名本地新生儿（不到 30 名的全部抽取），按照标准核查访视档案规范性。

2. 漏项：应填写而未填写的项目；错项：填写明显错误的项目。

1	新生儿访视记录档案规范性核查表
1.1	新生儿访视记录档案相应表单及内容是否符合《江苏省母子健康手册（医护版—儿册）》的要求 ① 是　② 否（视为**不规范**）
1.2	本辖区访视的，有纸质新生儿访视单页情况 ① 是　② 否（视为**不规范**）
1.3	新生儿访视单页中记录的访视时间及次数 ① 达到第三版国家规范要求 ② 没有达到第三版国家规范要求（视为**不规范**）

续表

1.4	新生儿访视记录表填写 （可多选，存在任一空项、漏项或错项视为**不规范**） ① 出院日期　② 随访日期　③ 新生儿听力、遗传代谢病、先心筛查情况　④ 目前体重 ⑤ 喂养情况　⑥ 大便情况　⑦ 心率及呼吸频率　⑧ 观察皮肤及黄疸情况　⑨ 健康查体情况　⑩ 健康指导　⑪ 眼保健及视力检查　⑫ 高危新生儿筛查　⑬ 健康问题转诊 ⑭ 无以上不规范情况
1.5	新生儿访视单页记录中，对存在高危因素的新生儿按《关于实行妇幼健康项目分级服务的通知》（苏卫妇幼〔2015〕7 号）要求规范转诊情况 ① 是　② 否（视为**不规范**）
1.6	新生儿访视单页与江苏省妇幼健康信息系统中记录是否一致 ① 是　② 否（视为**不规范**）
1.7	**是否规范① 规范　② 不规范**

3) 流程及方法：查看"省系统"平台新生儿访视录入及新生儿访视单页记录的服务规范性情况。新生儿访视存在 1 项不规范，计 1 人次不规范；若存在多项不规范，仍按 1 人次不规范计算。

【示例 2】

从示例 1 的 27 例新生儿访视记录中随机抽取部分新生儿访视单页，查看新生儿访视规范性，其中 7 例访视单页存在不规范情况，情况如下：N1＝2 例未填写新生儿先心筛查记录，N2＝1 例未填写吃奶次数，N3＝1 例纸质访视单页囟门记录与"省系统"不一致，N4＝1 例高危新生儿未转诊，N5＝2 例未给予个性化指导。

新生儿访视规范性扣分＝（N1＋N2＋N3＋N4＋N5＝7 例）×权重分。

3. 新生儿访视服务真实性

1) 根据"省系统"获得的新生儿访视数，按照随机抽样的方法抽取新生儿访视记录。

2) 通过现场核查、电话访谈等方式开展，核实档案真实性。

3) 核查抽取的档案是否失访。若调查对象未失访，继续核查体重、体温、喂养情况、新生儿听力、疾病、先心筛查情况、健康查体、健康指导等与新生儿访视记录是否相符。

新生儿访视记录档案真实性核查表

说明：

1. 在抽查机构中随机抽取 10 例新生儿访视记录，电话（儿童家长）核实服务真实性。

2. 被电话访谈者核实姓名后，按照核查表要求进行电话访谈，如实记录。根据核查情况，在核查记录表中记录每例的核查结果。

1	**新生儿访视记录档案真实性核查表**
1.1	回答问题者与核查对象的关系： ① 亲属　② 其他（　　）　③ 未联系上（**作为失访，问卷结束**）
1.2	您知道调查对象接受过当地基层医疗机构提供的免费健康检查和新生儿访视服务吗？ ① 知道　② 未接受/记不清/不了解（**作为失访，结束问卷**）
1.3	您了解/记得核查对象的健康检查情况吗？ ① 了解/记得　② 不了解/不记得（**作为失访，结束问卷**）
1.4	**是否失访：① 失访（结束问卷）　② 不失访**
2	**新生儿访视记录档案真实性**

2.1	与新生儿访视记录不符的内容 （根据档案记录核实是否进行过相关的保健服务，有**1项**与记录不符即为不真实） ① 出院日期　② 随访日期　③ 测量体重　④ 测量体温　⑤ 新生儿听力、遗传代谢病、先心筛查情况　⑥ 询问喂养情况并给予指导　⑦ 听诊心率及呼吸频率　⑧ 健康查体，如查看口腔、皮肤、肛门、脐带等　⑨ 健康指导　⑩ 未上门访视　⑪ 访视次数　⑫ 无以上不符情况
2.2	这些健康检查服务是免费的吗？ ① 是　② 不是（**收费金额及原因：**　　　　　　　　　　　　　　）　③ 不清楚
2.3	**是否真实：① 真实　② 不真实**

4）流程及方法：抽查的新生儿访视记录中，随机抽取 10 例新生儿访视档案进行真实性核查。新生儿访视存在 1 项不真实，计 1 人次不真实；若 1 人存在多项不真实，仍按 1 人次不真实计算。

【示例3】

从示例 2 的 27 例新生儿访视记录中随机抽取 10 例档案进行真实性核查。其中 2 例访视单页存在不真实情况，情况如下：N1＝1 例，"省系统"中新生儿访视记录均填写完整，与家长电话核实在安徽休养，仅社区医生口头询问新生儿情况，判定未上门访视，计为不真实；N2＝1 例，儿童出院日期与家长口述不一致（反复确认），计为不真实。

新生儿访视服务真实性扣分：不真实（N1＋N2）＝2 例，考核标准为 1 例不真实扣 1 分，扣 2 分。

二、0～6 岁儿童健康管理

（一）评价对象

绩效考核评价对象为随机抽取被考核区内的社区卫生服务中心（乡镇卫生院）。

（二）指标说明

年度辖区内 7 岁以下儿童在本年度内接受 1 次及以上健康管理服务的儿童比例，反映儿童健康管理数量及质量。

（三）数据资料来源

1. 运用江苏省妇幼健康信息系统获取抽查的基层医疗卫生机构 7 岁以下儿童数、儿童健康管理数、健康管理记录等资料。

2. 抽查的基层医疗卫生机构整群抽取一个月儿童（不足 20 名，抽取 2～3 个月数据），核实按照规范要求接受 7 岁以下儿童健康管理的人数及健康管理规范性。

3. 每个机构抽查 5 例以上儿童，电话或现场核实服务的真实性及规范性。

（四）评分标准

1. 儿童健康管理率（权重分）。得分＝儿童健康管理率/年度绩效目标值×权重分。儿童健康管理率≥年度绩效目标值得满分。

2. 健康管理规范性。得分＝权重分－不规范例数×权重分。

3. 健康管理服务真实性。每发现 1 例不真实健康管理记录扣 1 分，扣完为止。

（五）现场考核评价流程及方法

1. 儿童健康管理率

1）儿童数：与辖区计划免疫接种名单、江苏省妇幼健康信息系统"儿童保健台账"0～6

岁儿童健康管理登记表(出生日期－管理单位－在册)复核辖区儿童数名单,校正抽查社区的儿童数。

2)儿童健康管理数:查看"省系统""儿童保健台账"0～6岁儿童健康管理登记表,核查儿童在该统计年度实际接受健康管理情况,计算儿童健康管理数。

3)核查"省系统"迁出或终止监测情况:抽查迁出、终止监测人员,随机打电话核实真实性。

4)流程及方法:某年某地开展基本公共卫生服务项目绩效考核评价,随机抽取某社区卫生服务中心,登录"省系统"平台,抽查该社区某年某月的7岁以下儿童数及儿童健康管理情况。

【示例4】

2022年度某地开展年度基本公共卫生服务项目绩效评价,按目前儿童健康管理率≥95%指标要求进行考核。随机抽取某社区卫生服务中心(乡镇卫生院)2021年10月出生儿童数及2017年1月出生儿童数,查看这两个年龄段开展儿童健康管理情况。

登录"省系统",设置出生日期为2021年10月1日—2021年10月31日及2017年1月1日—2017年1月31日,选择"在册"。①显示本社区在册儿童数:2021年10月儿童数为$A=36$人,A中有B人在当年有1次及以上健康检查记录,$B=35$人;2017年1月儿童数为$A1=31$人,A1中有B1人在当年有1次及以上健康检查记录,$B1=30$人。②在计划免疫科,调取2021年10月及2017年1月出生儿童计划免疫名单,与"省系统"中$A+A1=67$名单核对,查看有无儿童数漏报,经复核,儿童数漏报为$A2=2$人,A2中有B2人在当年均有1次及以上健康检查记录,$B2=1$人。③$A3=1$例,该儿童经核查终止监测错误,A3中有B3人在当年有1次及以上健康检查记录,$B3=1$人。

该抽查社区核查的儿童数为$A+A1+A2+A3=70$人,核查的儿童健康管理数$B+B1+B2+B3=67$人。

儿童健康管理率:$(B+B1+B2+B3)/(A+A1+A2+A3)\times100\%$,若≥95%,得满分(权重分);若<95%,$(B+B1+B2+B3)/(A+A1+A2+A3)\times100\%/95\%\times$权重分,为最终得分。$67/70\times100\%=95.7\%>95\%$,得满分(权重分)。

2. 儿童健康管理规范性

查看"南京市0～6岁儿童健康检查记录本"及"省系统"中儿童健康管理录入情况(若社区已实时录入体检记录,查看"省系统"及儿童辅助检查留存单),并对服务规范性、眼保健及视力检查信息录入情况进行核查。

1)婴幼儿健康管理:满月后的随访服务均应在社区卫生服务中心、乡镇卫生院进行,时间分别在3、6、8、12、18、24、30、36月龄时,共8次。有条件的地区,建议结合儿童预防接种时间增加随访次数。服务内容包括询问上次随访到本次随访之间的婴幼儿喂养、患病等情况,进行体格检查,开展生长发育和心理行为发育评估,开展眼保健及视力检查,进行科学喂养(合理膳食)、生长发育、疾病预防、预防伤害、口腔保健、眼保健等健康指导。在婴幼儿6～8、18、30月龄时分别进行1次血常规(或血红蛋白)检测。在6、12、24、36月龄使用行为测听法分别进行1次听力筛查。在每次进行预防接种前均要检查有无禁忌证。若无,体检结束后接受预防接种。

2)学龄前儿童健康管理:为4～6岁儿童每年提供一次健康管理服务。散居儿童的健康管理服务应在社区卫生服务中心、乡镇卫生院进行,集居儿童可在托幼机构进行。每次服务内容包括询问上次随访到本次随访之间的膳食、患病等情况,进行体格检查和心理行为发育评估,并进行血常规(或血红蛋白)检测和视力筛查,同时进行合理膳食、生长发育、疾病预防、预防伤害、口腔保健等健康指导。在每次进行预防接种前均要检查有无禁忌证。若无,体检结束后接受疫苗接种。

3)健康问题处理:对健康管理中发现有营养不良、贫血、单纯性肥胖等情况的儿童分析原因,给出指导或转诊的建议。对心理行为发育偏异、口腔发育异常(唇腭裂、诞生牙)、龋齿、视力低下或听力异常等情况儿童应及时转诊并追踪随访转诊后结果。高危新生儿及体弱儿按《关于实行妇幼健康项目分级服务的通知》(苏卫妇幼〔2015〕7号)规范开展管理。

儿童健康管理档案规范性核查表

说明:

1. 在每个基层管理机构的档案中整群抽取一个月儿童健康管理档案,核实健康管理规范性(不足20名,抽取2~3个月数据),核查包括频次和每次体检内容等,其中不失访10例(不足10例另行抽取,婴儿6例、1岁以上儿童4例),电话或现场核实服务的真实性。

2. 核查规范性时按规范性核查表判断标准,填写核查辅助表《儿童健康管理档案规范性核查表》。

1	儿童健康管理档案规范性核查表
1.1	健康管理档案相应表单及内容是否符合《江苏省母子健康手册(医护版—儿册)》的要求 ① 是　② 否(视为**不规范**)
1.2	**每次儿童健康检查记录表** (可多选,根据档案记录核查,1项及以上服务未规范开展为**不规范**) ① 体格测量与评价　② 体格检查　③ 血红蛋白检测　④ 眼保健及视力检查　⑤ 耳及听力保健　⑥ 预警征象筛查　⑦ 营养性疾病、高危儿童的登记、转诊和随访　⑧ 健康宣教、干预指导、针对性指导
1.3	高危新生儿或体弱儿按《关于实行妇幼健康项目分级服务的通知》(苏卫妇幼〔2015〕7号)要求管理、转诊、随访情况 (可多选,根据档案记录核查,**1项及以上服务未规范开展为不规范**) ① 登记　② 转诊　③ 随访　④ 健康宣教　⑤ 干预指导、针对性指导
1.4	本辖区儿童迁出及终止监测规范情况 ① 是　② 否(视为**不规范**)
1.5	0~6岁儿童健康管理体检记录(纸质)与江苏省妇幼健康信息系统中记录是否一致 ① 是　② 否(视为**不规范**)
1.6	**是否规范① 规范　② 不规范**

4)流程及方法:查看"省系统"0~6岁儿童健康管理录入情况。儿童健康管理存在1项不规范,计1人次不规范;若存在1人多项不规范,仍按1人次不规范计算。

【示例5】

从示例4的67例0~6岁儿童健康管理记录中随机抽取部分儿童健康管理记录,查看儿童健康管理的规范性,其中7例儿童健康管理记录存在不规范情况:N1=2例在6~8月龄省系统中未见血常规记录,N2=1例听力填写"未筛查",N3=1例中度肥胖未转诊、无个性化指导,N4=1例终止监测错误,N5=2例4岁组儿童视力异常无转诊、无指导意见。

儿童健康管理规范性扣分=(N1+N2+N3+N4+N5=7例)×权重分。

3. 儿童健康管理真实性

1) 根据"省系统"获得的儿童健康管理数,按随机抽样的方法抽取儿童健康管理记录(表5)。

2) 通过现场核查、电话访谈等方式开展,核实档案真实性。

3) 核查抽取的档案是否失访。若调查对象未失访,继续核查喂养情况、听力、辅助检查、健康查体、健康指导等与儿童健康管理记录是否相符。

儿童健康管理档案真实性核查表

说明:

1. 被考核的基层机构随机抽查不失访10例(婴儿6例、1岁以上儿童4例),电话联系(儿童家长)核实服务的真实性。

2. 被电话访谈者核实姓名后,依据底册填写档案编号,按照核查表要求进行电话访谈并如实记录。根据核查情况,在核查记录表中记录每例的核查结果。

3. 调阅访谈人员的档案,根据档案记录和核查表访谈记录进行比对,核查档案真实性,填写完整核查表。

1	儿童健康管理档案真实性核查表
1.1	回答问题者与核查对象的关系: ① 亲属　② 其他(　　)　③ 未联系上(作为**失访**,问卷结束)
1.2	您知道调查对象接受过当地基层医疗机构提供的免费健康检查和新生儿访视服务吗? ① 知道　② 未接受/记不清/不了解(作为**失访**,结束问卷)
1.3	您了解/记得核查对象的健康检查情况吗? ① 了解/记得　② 不了解/不记得(作为**失访**,结束问卷)
1.4	**是否失访:① 失访(结束问卷)　② 不失访**
2	儿童健康管理档案真实性核查
2.1	与最后1次健康检查记录不符的内容: (根据档案记录核实是否进行过以下的保健服务,有1项与记录不符即为不真实) ① 体格测量　② 身体检查　③ 相应年龄段检查血常规或血红蛋白　④ 询问养育情况并进行干预指导　⑤ 勾选的未查原因与电话核实不符
2.2	这些健康检查服务是免费的吗? ① 是　② 不是(**收费金额及原因:**　　　　　　　　　)　③ 不清楚
2.3	**是否真实:① 真实　② 不真实**

4) 流程及方法:抽查的0～6岁儿童健康管理记录中,随机抽取10例儿童健康管理档案进行真实性核查。儿童健康管理记录存在1项不真实,计1人次不真实;若1人存在多项不真实,仍按1人次不真实计算。

【示例6】

从示例5的67例儿童健康管理服务记录中随机抽取不失访10例(婴儿6例、1岁以上儿童4例),电话联系(儿童家长)核实服务的真实性。其中2例儿童健康管理档案存在不真实情况:N1＝1例,"省系统"中8月龄登记未查原因为"短期外出",电话核实该儿童此月龄未外出、未按时体检,判定为不真实;N2＝1例,6月龄未查血常规,系统中填写正常血常规数值,判定为不真实。

儿童健康管理真实性扣分:不真实(N1＋N2)＝2例,考核标准为1例不真实扣1分,扣2分。

三、儿童系统管理

(一)评价对象

绩效考核评价对象为随机抽取的被考核区内的社区卫生服务中心(乡镇卫生院)。

(二)指标说明

年度辖区内 3 岁以下儿童,在本年度内按年龄要求接受 4：2：2 健康管理服务的儿童比例,反映儿童全程规范健康管理的数量及质量。

(三)数据资料来源

1. 运用江苏省妇幼健康信息系统获取抽查的基层医疗卫生机构 3 岁以下儿童数、儿童系统管理数、系统管理记录等资料。

2. 抽查的基层医疗卫生机构整群抽取一个月儿童(不足 20 名,抽取 2—3 个月数据),核实按照规范要求并按相应频次管理的儿童人数及健康管理规范性。

3. 每个机构抽查 5 例以上儿童,电话或现场核实服务的真实性及规范性。

(四)评分标准

1. 儿童系统管理率(权重分)。得分＝儿童系统管理率/年度绩效目标值×权重分。儿童系统管理率≥年度绩效目标值为满分。

2. 系统管理规范性。得分＝权重分－不规范例数×权重分。

3. 系统管理服务真实性。每发现 1 例不真实系统管理记录扣 1 分,扣完为止。

(五)现场考核评价流程及方法

1. 儿童系统管理率

1) 儿童数:与计划免疫接种名单、江苏省妇幼健康信息系统"儿童保健台账"0～6 岁儿童健康管理登记表(出生日期－管理单位－在册)复核辖区儿童数名单,校正抽查社区的儿童数。

2) 儿童系统管理数:查看"省系统儿童保健台账"0～6 岁儿童健康管理登记表,核查儿童在该统计年度按年龄要求接受 4：2：2 管理的儿童系统管理数。

3) 核查"省系统"迁出或终止监测情况:抽查迁出、终止监测人员,随机电话核实真实性。

4) 流程及方法:某年某地开展基本公共卫生服务项目绩效考核评价,随机抽取某社区卫生服务中心,登录"省系统"平台,抽查该社区某年某月的 3 岁以下儿童数及儿童系统管理情况。

【示例 7】

2022 年度某地开展年度基本公共卫生服务项目绩效评价,按目前儿童系统管理率≥90％指标要求进行考核。随机抽取某社区卫生服务中心(乡镇卫生院)2021 年 10 月出生儿童数,查看儿童系统管理情况。

登录"省系统",设置出生日期为 2021 年 10 月 1 日—2021 年 10 月 31 日,状态选择"在册"。①显示本社区在册儿童数为 A＝36 人,A 中有 B 人在本统计年度内有符合规范频次要求的健康检查记录,B＝33 人。②在计划免疫科,调取 2021 年 10 月 1 日—2021 年 10 月 31 日出生儿童计划免疫名单,与 A＝36 人名单核对,查看有无儿童数漏报,经复核,儿童数漏报为 A1＝2 人,A1 中有 B1 人在本统计年度内有符合规范频次要求的健康检查记录,B1＝1 人。③A2＝1 例儿童经核查终止监测错误,A2 中有 B2 人在本统计年度内有符合规范频次要求的健康检查记录,B2＝0人。

该抽查社区核查的儿童数为 A＋A1＋A2＝39 人,核查的儿童系统管理数 B＋B1＋B2＝34 人。

儿童系统管理率:(B＋B1＋B2)/(A＋A1＋A2)×100%。若≥90%,得满分(权重分);若＜90%,(B＋B1＋B2)/(A＋A1＋A2)×100%/90%×权重分,为最终得分。34/39×100%＝87.2%＜90%,87.2%/90%×权重分为最终得分。

2. 儿童系统管理规范性

查看"南京市 0~6 岁儿童健康检查记录本"及"省系统"中儿童系统管理录入情况(若社区已实时录入体检记录,查看"省系统"及辅助检查留存单),并对服务频次、服务规范性、眼保健及视力检查信息录入情况进行核查。

1) 婴幼儿健康管理:满月后的随访服务均应在社区卫生服务中心、乡镇卫生院进行,时间分别在 3、6、8、12、18、24、30、36 月龄时,共 8 次。有条件的地区,建议结合儿童预防接种时间增加随访次数。服务内容包括询问上次随访到本次随访之间的婴幼儿喂养、患病等情况,进行体格检查,做生长发育和心理行为发育评估,开展眼保健及视力检查,进行科学喂养(合理膳食)、生长发育、疾病预防、预防伤害、口腔保健、眼保健等健康指导。在婴幼儿 6~8、18、30 月龄时分别进行 1 次血常规(或血红蛋白)检测。在 6、12、24、36 月龄使用行为测听法分别进行 1 次听力筛查。在每次进行预防接种前均要检查有无禁忌证。若无,体检结束后接受预防接种。

2) 健康问题处理:对健康管理中发现有营养不良、贫血、单纯性肥胖等情况的儿童分析原因,给出指导或转诊的建议。对心理行为发育偏异、口腔发育异常(唇腭裂、诞生牙)、龋齿、视力低下或听力异常等情况儿童应及时转诊并追踪随访转诊后结果。高危新生儿及体弱儿按《关于实行妇幼健康项目分级服务的通知》(苏卫妇幼〔2015〕7 号)规范开展管理。

儿童系统管理档案规范性核查表

说明:

1. 在每个基层机构管理的档案中整群抽取一个月儿童健康管理档案,核实系统管理规范性(不足 20 名,抽取 2~3 个月数据),核查包括频次和每次体检内容等,其中不失访 10 例(不足 10 例另行抽取,婴儿 6 例、1 岁以上儿童 4 例),电话或现场核实服务的真实性。

2. 核查规范性时按下面的规范性判断标准,具体填写核查辅助表《儿童系统管理档案规范性核查表》。

1	儿童系统管理档案规范性核查表
1.1	健康管理档案相应表单及内容是否符合《江苏省母子健康手册(医护版—儿册)》的要求 ① 是　② 否(视为**不规范**)
1.2	是否按国家 3 岁以下儿童健康管理服务规范要求,在截止时间前按儿童年龄完成相应的健康管理频次 ① 是　② 否(视为**不规范**)
1.3	**每次**儿童健康检查记录表 (可多选,根据档案记录核查,1项及以上服务未规范开展为**不规范**) ① 体格测量与评价　② 体格检查　③ 血红蛋白检测　④ 眼保健及视力检查　⑤ 耳及听力保健　⑥ 预警征象筛查　⑦ 营养性疾病、高危儿童的登记、转诊和随访　⑧ 健康宣教、干预指导、针对性指导

续表

1.4	高危新生儿或体弱儿按《关于实行妇幼健康项目分级服务的通知》(苏卫妇幼〔2015〕7 号)要求管理、转诊、随访情况 (可多选,根据档案记录核查,**1 项及以上服务未规范开展为不规范**) ① 登记　② 转诊　③ 随访　④ 健康宣教　⑤ 干预指导、针对性指导
1.5	本辖区儿童,迁出及终止监测规范情况 ① 是　② 否(视为**不规范**)
1.6	儿童健康管理体检记录(纸质)与江苏省妇幼健康信息系统中记录是否一致 ① 是　② 否(视为**不规范**)
1.7	**是否规范**① 规范　② 不规范

3)流程及方法

查看"省系统"平台儿童系统管理录入情况。儿童系统管理存在 1 项不规范,计 1 人次不规范;若存在多项不规范,仍按 1 人次不规范计算。

【示例8】

从示例 7 的 34 例儿童系统管理记录中随机抽取部分儿童系统管理记录,查看儿童系统管理的规范性,其中 5 例儿童系统管理记录存在不规范情况:N1＝2 例在 6～8 月龄"省系统"中未见血常规记录,N2＝1 例听力筛查未填写,N3＝1 例中度肥胖未转诊、无个性化指导,N4＝1 例终止监测错误。

儿童系统管理规范性扣分＝(N1＋N2＋N3＋N4＝5 例)×权重分。

3. 儿童系统管理真实性

1)根据"省系统"获得的儿童系统管理数,按随机抽样的方法抽取儿童系统管理记录。

2)通过现场核查、电话访谈等方式开展,核实档案真实性。

3)核查抽取的档案是否失访。若调查对象未失访,继续核查喂养情况、听力、辅助检查、健康查体、健康指导等与儿童系统管理记录是否相符。

儿童系统管理档案真实性核查表

说明:

1. 被考核的基层机构随机抽查不失访 10 例(婴儿 6 例、1 岁以上儿童 4 例),电话联系(儿童家长)核实服务的真实性。

2. 被电话访谈者核实姓名后,依据底册填写档案编号,按照核查表要求进行电话访谈并如实记录。根据核查情况,在核查记录表中记录每例的核查结果。

3. 调阅访谈人员的档案,根据档案记录和核查表访谈记录进行比对,核查档案真实性,填写完整核查表。

1	儿童系统管理档案真实性核查表
1.1	回答问题者与核查对象的关系: ① 亲属　② 其他(　　)　③ 未联系上(作为失访,问卷结束)
1.2	您知道调查对象接受过当地基层医疗机构提供的免费健康检查和新生儿访视服务吗? ① 知道　② 未接受/记不清/不了解(作为失访,结束问卷)
1.3	您了解/记得核查对象的健康检查情况吗? ① 了解/记得　② 不了解/不记得(作为失访,结束问卷)
1.4	**是否失访:**① 失访(结束问卷)　② 不失访

续表

2	儿童系统管理档案真实性核查
2.1	与最后 1 次健康检查记录不符的内容： (根据档案记录核实是否进行过以下的保健服务,有 1 项与记录不符即为不真实) ① 体格测量 ② 身体检查 ③ 相应年龄段检查血常规或血红蛋白 ④ 询问养育情况并进行干预指导 ⑤ 勾选的未查原因与电话核实不符
2.2	这些健康检查服务是免费的吗? ① 是 ② 不是(收费金额及原因:) ③ 不清楚
2.3	是否真实:① 真实 ② 不真实

4) 流程及方法:抽查的儿童系统管理记录中,随机抽取 10 例儿童系统管理档案进行真实性核查。儿童系统管理记录存在 1 项不真实,计 1 人次不真实;若 1 人存在多项不真实,仍按 1 次不真实计算。

【示例 9】

从示例 8 的 34 例儿童系统管理服务记录中随机抽取不失访 10 例(婴儿 6 例、1 岁以上儿童 4 例),电话联系(儿童家长)核实服务的真实性。其中 2 例儿童系统管理档案存在不真实情况:N1＝1 例"省系统"中 8 月龄登记未查原因为"短期外出",电话核实该儿童此月龄未外出、未按时体检,判定为不真实;N2＝1 例 6 月龄未查血常规,系统中填写正常血常规数值,判定为不真实。

儿童系统管理真实性扣分:不真实(N1＋N2)＝2 例,考核标准为 1 例不真实扣 1 分,扣 2 分。

四、服务项目知晓率和满意度

（一）评价对象

卫生健康部门。

（二）指标说明

1. 了解区居民对基本公共卫生服务项目有关服务的知晓程度,以及对有关健康知识的知晓程度,重点调查接受基本公共卫生服务的重点人群。

2. 了解区居民对所获得的基本公共卫生服务的满意程度,包括服务态度、方便性、及时性、服务质量等,重点调查接受基本公共卫生服务的重点人群。

（三）数据资料来源

在核查 0～6 岁儿童服务真实性的同时调查知晓率和满意度。

（四）评分标准

1. 服务知晓率得分＝居民知晓率×4 分。居民知晓率＝知晓率调查得分/知晓率调查应得总分,≥90％得满分,<70％不得分。

2. 居民综合满意度得分＝居民满意度×4 分。居民满意率＝满意度调查得分/满意度调查应得总分,≥90％得满分,<70％不得分。

（五）现场考核评价流程及方法

从机构管理的 0～6 岁儿童的家长人群中随机抽取若干人电话或面对面进行知晓率和满意度调查,知晓率和满意度各分配权重分。计算知晓率、满意度各自平均分,若平均分≥

90,得满分;若平均分<70,得 0 分;若 70≤平均分<90,则按比例计算得分(平均分/90×权重分)。

重点人群项目知晓率及满意度调查问卷

序号	问题	回答
2	**服务知晓情况**	
2.1	您知道国家能为您**免费**提供一些卫生服务吗?(满分为 3 分,选①得 3 分) ① 知道　② 不知道　③ 不知道还有免费服务	
2.2*	您知道您可以**免费**得到哪些服务吗?(选⑩、⑪不得分。满分为 3 分,慢性病患者选⑥、⑦、⑧,每个 1 分) ① 早孕建册　② 孕期检查　③ 产后访视　④ 打疫苗(预防接种)　⑤ 儿童定期检查(新生儿访视)　⑥ 定期测量血压、血糖　⑦ 健康体检　⑧ 健康教育　⑨健康档案或其他服务(请注明:＿＿＿＿)　⑩ 知道有服务,但不知道是免费的　⑪ 不知道有哪些服务	
2.3	您知道可以从哪些机构**免费**得到这些服务吗?(除⑦以外,其他选项可多选。满分为 4 分,选项中包括①、②、③、④、⑤、⑥任一项,得 4 分) ① 社区卫生服务中心(站)　② 乡镇卫生院　③ 村卫生室(村医)　④ 妇幼保健机构(产妇)　⑤ 疾控中心(儿童家长)　⑥ 医院(产妇、儿童家长)　⑦ 不知道	
2.4	您从什么渠道得知可以免费得到这些服务的?(可多选) ① 报纸　② 电视或/和广播　③ 基层医疗卫生机构宣传栏　④ 社区宣传栏或告示　⑤ 宣传活动　⑥ 宣传单或宣传册　⑦ 各类广告　⑧ 手机短信/微信　⑨ 医生/村医电话通知　⑩ 听别人告诉　⑪ 其他(请注明:＿＿＿＿)	
	知晓率实际得分(满分 10 分)	
3	**综合满意度**(每题 2 分,选 A 得 2 分,选 B 得 1.5 分,选 C 得 1 分,选 D 不得分)	
3.1	您觉得在该社区卫生服务中心/卫生院接受服务方便吗? A. 非常方便　B. 方便　C. 一般　D. 不方便	
3.2	您对该社区卫生服务中心/卫生院(服务团队)服务态度满意吗? A. 非常满意　B. 满意　C. 一般　D. 不满意	
3.3	您对本地的社区卫生服务中心/乡镇卫生院/村医提供这些服务技术水平满意吗? A. 非常满意　B. 满意　C. 一般　D. 不满意	
3.4	您对该社区卫生服务中心/卫生院卫生服务的总体满意度如何? A. 非常满意　B. 满意　C. 一般　D. 不满意	
3.5	您认为本地的社区卫生服务中心/乡镇卫生院/村医提供的这些服务有用吗? A. 非常有用　B. 有用　C. 一般　D. 没有用	
3.6	您对基本公共卫生服务项目有什么其他的意见吗?	
	综合满意度实际得分(每题 2 分,满分 10 分)	

第三节　相关疑问解答

1.《国家基本公共卫生服务规范(第三版)》提出 0～6 岁儿童健康管理对象是"辖区内

常住的 0～6 岁儿童",具体包括哪些?

答:包括户籍在本辖区,平时也居住在本辖区,还有户籍不在本辖区但在本辖区居住半年以上的 0～6 岁儿童。不包括户籍在本辖区但离开本地半年以上的儿童。

2. 早产婴儿留在医院观察超过一个月,等到出院后医务人员上门随访时还算不算新生儿访视?

答:新生儿出生后一直住院至 28 天未出院视同访视。

3. 《规范》关于 0～6 岁儿童健康管理明确,12 月龄指满 12 月至 12 月 29 天,在这期间任何一天进行儿童健康管理都算规范管理吗?

答:是的。《规范》明确了"月龄"是一个时间段而不是特定的某一天,以便于操作。其他时间段类推。

4. 基层工作时,常常将儿童健康管理工作和儿童中医药健康管理工作融合在一起,表格能否融合在一起便于填写?

答:可以,只要表格内容不少就行,根据各地的实际情况掌握。

5. 新生儿访视及 0～6 岁儿童健康管理考核时规范性有容错率吗?

答:按照《儿科学》《儿童保健学》《国家基本公共卫生服务规范(第三版)》《卫生部办公厅关于印发新生儿访视等儿童保健技术规范的通知》(卫办妇社发〔2012〕49 号)等工作要求,规范开展新生儿访视及 0～6 岁儿童健康管理服务,考核时存在的不规范情况均为扣分点。

6. 对已不在 A 社区进行计划免疫及健康管理的儿童,A 社区"省系统"中进行迁出操作,但 B 社区一直未接收,这部分儿童是否仍算作 A 社区儿童?

答:根据《江苏省妇幼健康信息系统孕产妇、儿童建卡及迁入迁出规则(试行)》通知要求,未成功转出的儿童,继续随访确定具体归属。若 3 次仍未转出成功,逐级反馈,由上级卫生行政部门判定儿童归属。

第四节 本章自测试题及答案

一、判断题

1. 低出生体重儿是指出生体重小于 2 000 g 者。 （ ）
2. 按照《国家基本公共卫生服务规范(第三版)》要求,婴幼儿健康管理时间分别在满月、3、6、8、12、18、24、30 月龄,共开展 8 次服务。 （ ）
3. 轻度肥胖的标准为儿童体重超过同性别同身高正常儿均值的 10%～20%。 （ ）
4. 12 月龄儿童的体重,约为出生体重的 3 倍。 （ ）
5. 1 岁内儿童开展生长监测,体重曲线变化走向与横坐标平行,表示体重正常。（ ）

二、单选题

1. 开展儿童生长监测的目的是 （ ）

    A. 对小儿进行体格测量   B. 早期发现生长异常,及时干预

    C. 使父母了解孩子的情况   D. 完善管理档案

2. 12 月龄儿童出现下列预警征象中哪项,即需要登记并转诊至上级妇幼保健机构   (   )

    A. 不会有意识叫"爸爸"或"妈妈"   B. 不会独走

    C. 不会用拇食指对捏小物品   D. 与人无目光交流

3. 《国家基本公共卫生服务规范(第三版)》要求对 0～36 个月婴幼儿免费开展血红蛋白的检查时间是   (   )

    A. 0～4 月、12 月、24 月   B. 6～8 月、18 月、30 月

    C. 6 月、12 月、30 月   D. 4～6 月、12～15 月、24 月

4. 粗大运动发育顺序正确的是   (   )

    A. 抬头、翻身、坐、爬、站、跑、走、跳跃   B. 抬头、翻身、爬、坐、站、走、跑、跳跃

    C. 抬头、翻身、坐、爬、站、走、跑、跳跃   D. 抬头、翻身、坐、爬、跑、走、跳跃

5. 根据"0～6 岁儿童健康管理服务规范",哪项不是新生儿家庭访视内容   (   )

    A. 开展新生儿疾病筛查   B. 指导母乳喂养

    C. 观察家居环境、进行体格检查   D. 指导新生儿护理

三、多选题

1. 根据《关于实行妇幼健康项目分级服务的通知》(苏卫妇幼〔2015〕7 号),属于高危新生儿的是   (   )

    A. 胎龄小于 37 周

    B. 新生儿窒息(宫内、产时或产后)

    C. 母亲分娩年龄初产＞35 岁,经产＞40 岁

    D. 高胆红素血症

    E. 足月小样儿

2. 医务人员到新生儿家中进行新生儿访视应做到   (   )

    A. 社区访视人员应带统一访视包、工作证前去访视

    B. 偏远地区可以让有条件的家属派车接送

    C. 进入产妇家,在接触母婴之前先清洁双手

    D. 偏远地区或遇大风、暴雨可以电话访视

    E. 发现新生儿危重征象,应向家长说明情况,立即转上级医疗保健机构治疗

3. 0～6 岁儿童健康管理中,以下哪些健康问题需要转诊   (   )

    A. 血红蛋白 95 g/L   B. 预警征象筛查不通过

    C. 活动性佝偻病   D. 弱视、屈光不正

    E. 中度低体重

4. 4～6 岁儿童体检的内容应包括   (   )

    A. 听力筛查   B. 视力筛查   C. 口腔保健   D. 血常规

E. 生长发育评估

5. 出现以下哪些表现提示可能存在婴儿母乳摄入不足 （　　）

A. 满月体重增长不足 600 g
B. 吸吮时不能闻及吞咽声
C. 排尿每天 6～8 次
D. 哺乳后常哭闹不能安静入睡
E. 生长曲线平缓甚至下降

参考答案

一、判断题

1. × 　2. × 　3. × 　4. √ 　5. ×

二、单选题

1. B 　2. C 　3. B 　4. C 　5. A

三、多选题

1. ABCDE 　2. ACE 　3. BCD 　4. BCDE 　5. ABDE

第七章

孕产妇健康管理

导　语

　　本章节主要围绕《国家基本公共卫生服务规范(第三版)》孕产妇健康管理服务规范相关要点及绩效评价考核内容,针对日常管理工作,从报表填报,指标率的完成情况,服务的规范性、真实性以及满意度和知晓度等多个角度,就现场考核要点、考核流程、评分方式及相关疑问解答等内容展开编写。

第一节　绩效评价相关要点

一、孕产妇健康管理的定义

　　孕产妇健康管理是指对已确诊怀孕的妇女,在整个孕产期直到产后 42 天的时间里,对母子健康状况进行评估管理,包括个人卫生、心理和营养指导、异常情况的干预处置等。

二、服务对象

　　辖区内常住的孕产妇。

三、服务流程

　　见下一页。

四、服务要求

　　1. 开展孕产妇健康管理的社区卫生服务中心(乡镇卫生院)应当具备服务所需的基本设备和条件。

　　2. 按照国家孕产妇保健有关规范要求,进行孕产妇全程追踪与管理工作,从事孕产妇健康管理服务工作的人员应取得相应的执业资格,并接受过孕产妇保健专业技术培训。

　　3. 加强与村(居)委会、妇联相关部门的联系,掌握辖区内孕产妇人口信息。

　　4. 加强宣传,在基层医疗卫生机构公示免费服务内容,使更多的育龄妇女愿意接受服务,提高早孕建册率。

　　5. 每次服务后及时记录相关信息,纳入孕产妇健康档案。

　　6. 积极运用中医药方法(如饮食起居、情志调摄、食疗药膳、产后康复等),开展孕期、产褥期、哺乳期保健服务。

　　7. 有助产技术服务资质的基层医疗卫生机构在孕中期和孕晚期对孕产妇各进行 2 次及以上随访;没有助产技术服务资质的基层医疗卫生机构督促孕产妇前往有资质的助产机构进行相关随访。

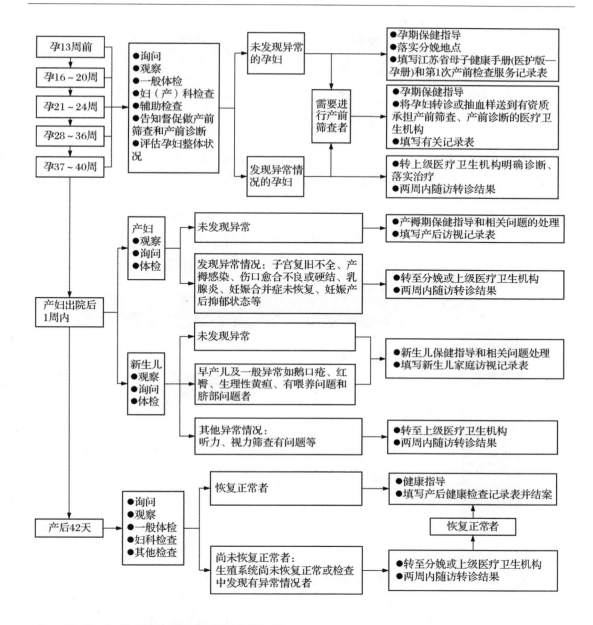

五、基本公共卫生服务项目报表

　　基本公共卫生服务项目报表每年通过国家基本公共卫生服务项目管理信息系统上报，上报频次为一年两次，半年上报自然年度 1 月 1 日至 6 月 30 日管理数据，全年上报自然年度 1 月 1 日至 12 月 31 日管理数据。依次由社区卫生服务中心(乡镇卫生院)上报，区、市、省三级审核后，正式上报至国家基本公共卫生服务项目管理信息系统，数据一经上报不得更改。

　　数据来源于"省系统"，与"孕产妇保健和健康情况年报表"中相关数据保持一致。

　　(一)早孕建册

　　1. 辖区内活产数：指该地区该统计年度内妊娠满 28 周及以上(如孕周不清楚，可参考出生体重达 1 000 克及以上)，娩出后有心跳、呼吸、脐带搏动、随意肌收缩 4 项生命体征之一的新生儿数。

2. 辖区内孕 13 周之前建册并进行第一次产前检查的产妇人数:指该地区该统计年度内产妇中,在孕 13 周之前(12^{+6}周)建册并进行第一次产前检查的产妇人数。

3. 早孕建册率(%):辖区内孕 13 周之前建册并进行第一次产前检查的产妇人数/辖区内活产数×100%。

(二)产后访视

1. 辖区内活产数:指该地区该统计年度内妊娠满 28 周及以上(如孕周不清楚,可参考出生体重达 1 000 克及以上),娩出后有心跳、呼吸、脐带搏动、随意肌收缩 4 项生命体征之一的新生儿数。

2. 辖区内产妇出院后 7 天内接受过产后访视的产妇人数:指该地区该统计年度内产妇出院后 7 天内接受过一次及以上产后访视的产妇人数,应在产后 28 天内完成。

3. 产后访视率(%):辖区内产妇出院后 7 天内接受过产后访视的产妇人数/辖区内活产数×100%。

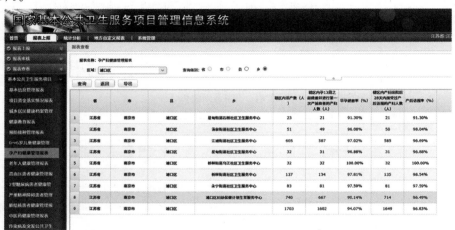

六、现场评价指标

基本公共卫生服务孕产妇健康管理绩效现场评价,主要结合基本公共卫生服务报表,查看项目执行和项目效果。项目执行,涉及早孕建册率、孕产妇健康管理率及产后访视率,从孕产妇健康管理服务提供的数量、质量完成情况开展评价;项目效果,涉及项目的成效,包括调查孕产妇健康管理服务的知晓率及对服务的满意度。

第二节　现场考核评价流程及方法

孕产妇健康管理绩效评价现场考核,从被考核区随机抽取基层医疗卫生机构开展评价。被考核区及抽取的基层医疗卫生机构提供基本公共卫生服务项目报表、孕产妇健康管理档案资料,通过现场查阅资料、实地核查、人员访谈、问卷调查、核对江苏省妇幼健康信息系统等形式开展。

一、早孕建册率

（一）评价对象

绩效考核评价对象为随机抽取的被考核区内社区卫生服务中心（乡镇卫生院）。

（二）指标说明

辖区在孕13周之前按照国家基本公共卫生服务规范要求建立《江苏省母子健康手册（医护版—孕册）》的人数比例，反映孕产妇早孕管理的数量、规范性和真实性。

（三）数据资料来源

1. 抽查的基层医疗卫生机构运用江苏省妇幼健康信息系统获取活产数、产妇数、早孕建册人数和孕产妇健康管理档案等资料。

2. 抽查的基层医疗卫生机构整群抽取一个月孕产妇（不足20名，抽取2—3个月数据），核实接受早孕建册人数及建册规范性。

3. 每个机构抽查5例孕产妇健康管理记录，电话或现场核实服务的真实性。

（四）评分标准

1. 早孕建册率（权重分）

早孕建册率得分＝早孕建册率（早孕建册数/产妇数）/年度绩效目标值×权重分。早孕建册率（早孕建册数/产妇数）≥年度绩效目标值，满分。

（备注：早孕建册率在基本公共卫生考核指标计算中，分母为产妇数；在"基本公共卫生服务项目报表"中，早孕建册率的分母为活产数。）

2. 早孕建册规范性（权重分）

早孕建册规范性得分＝权重分－不规范例数×权重分。

3. 早孕建册管理服务真实性

每发现1例不真实健康管理记录扣1分，扣完为止。

（五）现场考核评价流程及方法

1. 早孕建册率

1）产妇数：对照辖区儿童计划免疫接种名单、江苏省妇幼健康信息系统复核辖区产妇名单，校正被考核社区实际产妇数。

2）早孕建册数：辖区内核实的产妇中，孕13周之前（12^{+6}周）建册并进行第一次产前检查的产妇人数。

3）早孕建册率（％）：早孕建册数/产妇数×100％。

4）流程和方法：某年某地开展基本公共卫生服务项目绩效考核评价，随机抽取某社区卫生服务中心（乡镇卫生院），登录"省系统"平台，抽查该社区某年某月产妇数及早孕建册情况（含本社区建卡、辖区妇幼保健机构反馈数据、各种途径补漏数据）。

【示例1】

2022年度某地开展基本公共卫生服务项目绩效评价，按目前早孕建册率≥90％指标要求进行考核。随机抽取某社区卫生服务中心，考核2022年5—6月分娩的产妇，查看该分娩日期的产妇数及早孕建册情况。

登录"省系统"平台，打开孕产妇系统管理登记表，设置分娩日期为2022年5月1日—2022年6月30日，孕周≥28周。① 设置管理单位为本社区卫生服务中心，查询该社区管理产妇数 A＝25 人(A 中有早孕建册的人数为 B 人,B＝23 人);② 设置居住地或休养地,查询所属妇幼保健机构管理的该社区产妇数 A1＝5 人(A1 中有早孕建册的人数为 B1 人,B1＝4 人);③ 设置居住地或休养地,查询无管理单位的产妇,经电话核实,该社区漏报产妇数 A2＝2 人(A2 中有早孕建册的人数为 B2 人,B2＝0 人);④ 在儿童计划免疫科,调取 2022 年 5—6 月出生儿童计划免疫名单,与该社区掌握的产妇数名单核对,经复核,漏报产妇数为 A3＝1 人(A3 中有早孕建册的人数为 B3 人,B3＝0 人)。被考核社区核查的产妇数为 A＋A1＋A2＋A3＝33 人,核查的早孕建册数为 B＋B1＋B2＋B3＝27 人。

早孕建册率:(B＋B1＋B2＋B3)/(A＋A1＋A2＋A3)×100%。若≥90%,得满分(权重分)。若<90%,(B＋B1＋B2＋B3)/(A＋A1＋A2＋A3)×100%/90%×权重分,为最终得分。27/33×100%＝81.82%/90%×权重分,为最终得分。

2. 早孕建册服务规范性

核查《江苏省母子健康手册(医护版—孕册)》与江苏省妇幼健康信息系统中录入的一致性,并对服务规范性进行核查。

1) 孕早期健康管理服务规范

孕 13 周前为孕妇建立《江苏省母子健康手册(医护版—孕册)》,并进行第 1 次产前检查。① 进行孕早期健康教育和指导;② 孕妇健康状况评估:询问既往史、家族史、个人史等,观察体态、精神等,并进行一般体检、妇科检查和血常规、尿常规、血型、肝功能、肾功能、乙型肝炎、血糖、阴道分泌物、梅毒血清学试验、HIV 抗体检测等实验室检查;③ 开展孕早期生活方式、心理和营养保健指导,特别要强调避免致畸因素和疾病对胚胎的不良影响,同时告知和督促孕妇进行产前筛查和产前诊断;④ 根据检查结果填写第 1 次产前检查服务记录表,对具有妊娠危险因素和可能有妊娠禁忌证或严重并发症的孕妇,及时转诊到上级医疗卫生机构,并在 2 周内随访转诊结果。

孕早期建册记录规范性核查标准

说明:

1. 在被考核单位(含辖区妇幼保健机构管理反馈的)产妇随机抽取 20 名产妇,按照标准核查建册档案规范性。

2. 漏项:应填写而未填写的项目;错项:明显填写错误的项目。

1	孕早期建册规范性核查标准
1.1	病史询问和初次检查中填写空项、漏项或错项的栏目 (可多选,存在任一空项、漏项或错项视为**不规范**) ① 现病史 ② 既往史 ③ 家族史 ④ 个人史 ⑤ 妇产科手术史 ⑥ 孕产史 ⑦ 月经史 ⑧ 孕早期情况 ⑨ 孕周 ⑩ 身高 ⑪ 体重 ⑫ 体重指数 ⑬ 听诊 ⑭ 妇科检查 ⑮ 辅助检查 ⑯ 妊娠风险筛查结果及风险内容 ⑰ 总体评估 ⑱ 保健指导 ⑲ 转诊等项目
1.2	孕早期产前检查中异常情况诊治、指导或建议① 是 ② 否(视为**不规范**)
1.3	孕早期产前检查服务记录中,对存在妊娠危险因素和可能有妊娠禁忌证或严重并发症的孕妇按《江苏省高危孕产妇分类分级管理规定》要求规范转诊① 是 ② 否(视为**不规范**)
1.4	《江苏省母子健康手册(医护版—孕册)》与江苏省妇幼健康信息系统中记录是否一致 ① 是 ② 否(视为**不规范**)
1.5	**是否规范:① 规范 ② 不规范**

2）流程和方法

查看"省系统"平台中孕早期建册服务规范情况，孕早期建册存在 1 项不规范，计 1 人次不规范；若某产妇存在多项不规范，按 1 人次不规范计算。

【示例 2】

从被考核单位（含辖区妇幼保健机构管理反馈的）产妇中，随机抽取 20 名产妇档案查看孕早期建册规范性。有以下情况：N 例未填写辅助检查，$N1$ 例纸质既往史记录与"省系统"不一致，$N2$ 例高危孕妇未转诊，$N3$ 例异常情况未给予诊治或建议，不规范例数为 $N+N1+N2+N3$。

早孕建册规范性得分＝权重分－不规范例数（$N+N1+N2+N3$）×权重分。

3. 孕早期建册服务真实性

1）从被考核单位（含辖区妇幼保健机构管理反馈的）的产妇，按照随机抽样的方法，抽查 5 例早孕建册档案记录。

2）通过现场核查、电话访谈等方式开展，核实档案真实性。

3）核查抽取的档案是否失访。若调查对象未失访，继续核查血常规、尿常规、肝肾功能、妇科检查、其他等与早孕建册档案记录是否相符。

孕早期建册记录真实性核查标准

说明：

1. 从被考核单位（含辖区妇幼保健机构管理反馈的）产妇中，随机抽取 5 例早孕建册档案记录，电话核实服务真实性。

2. 被电话访谈者核实姓名后，按照核查表要求进行电话访谈，如实记录。根据核查情况，在核查记录表中记录每例的核查结果。

1	健康档案真实性调查	
1.1	回答问题者与核查对象的关系： ① 本人　② 亲属　③ 其他（　　）　④ 未联系上(作为失访,结束问卷)	
1.2	您知道核查对象接受过当地基层医疗机构提供的免费健康检查和产后访视服务吗？ ① 知道　② 记不清/不了解(作为失访,结束问卷)	
1.3	**是否失访：① 失访(结束问卷)　② 不失访**	
2	孕早期建册档案真实性	
2.1	与早孕健康检查记录不符的内容 （根据档案记录核实是否进行过相关的检查,有**1 项与记录不符**即为不真实） ① 血常规　② 尿常规　③ 肝肾功能　④ 妇科检查　⑤ 其他　⑥ 无不符合内容	
2.2	这些健康检查服务是免费的吗 ① 是　② 不是(**收费金额及原因：**　　　　　　　　　　)　③ 不清楚	
2.3	**是否真实：① 真实　② 不真实**	

4）流程和方法：从被考核单位（含辖区妇幼保健机构管理反馈的）产妇中，随机抽取 5 例档案，进行真实性核查。产妇孕早期建册存在 1 项不真实，计 1 人次不规范；若某产妇存在多项不真实，按 1 人次不规范计算。

【示例 3】

从被考核单位（含辖区妇幼保健机构管理反馈的）产妇中，随机抽取 5 例档案，进行真实性核查。存在以下情况：$N1＝1$，某例江苏省妇幼健康信息系统中孕早期产前检查记录均填写完整,但与产妇电话核实妇科未查(反复确认),判定为不真实;N2=1,某辅助检查与孕妇电话核实未查(反复确认),判定为不真实。

孕早期建册服务真实性得分:不真实(N1+N2)=2例,考核标准为1例不真实扣1分,所以扣2分。

二、孕产妇健康管理率

(一)评价对象

绩效考核评价对象为随机抽取的被考核区内社区卫生服务中心(乡镇卫生院)。

(二)指标说明

辖区孕产妇在孕期按照规范要求接受5次及以上产前检查的情况,反映孕产妇孕期健康管理的数量、规范性和真实性。

(三)数据资料来源

1. 运用"省系统"获取抽查的基层医疗卫生机构提供活产数、产妇数、产妇产前检查5次及以上人数、孕产妇健康管理档案等资料。

2. 抽查的基层医疗卫生机构整群抽取一个月孕产妇健康管理档案(不足20名,抽取2—3个月数据),核实按照规范要求孕期接受5次及以上服务的人数及健康管理规范性。

3. 每个机构抽查5例孕产妇健康管理记录,电话或现场核实服务信息的真实性及规范性。

(四)评分标准

1. 5次及以上产前检查率(权重分)

5次及以上产前检查率得分=5次及以上产前检查率(5次及以上产前检查人数/产妇数)/年度绩效目标值×权重分。若5次及以上产前检查率(5次及以上产前检查人数/产妇数)≥年度绩效目标值,得满分(权重分)。

(备注:5次及以上产前检查率,基本公共卫生考核指标计算,分母为产妇数;在"妇幼健康年报"中,分母为活产数。)

2. 孕产妇健康管理规范性(权重分)

孕产妇健康管理规范性得分=权重分-不规范例数×权重分。

3. 孕产妇健康管理服务真实性

每发现1例不真实健康管理记录扣1分,扣完为止。

(五)现场考核评价流程及方法

1. 5次及以上产前检查率

1)产妇数:与儿童计划免疫接种名单、江苏省妇幼健康信息系统复核产妇名单,校正被考核社区实际的产妇数。

2)5次及以上产前检查人数:辖区内核实的产妇中,接受过5次及以上产前检查的产妇人数。产前检查应按照《国家基本公共卫生服务规范(第三版)》要求完成,即孕13周内1次,孕16~20周1次,孕21~24周1次,孕28~36周1次,孕37~40周1次。如果由于分娩时间提前,未到产前检查要求的孕周即分娩,分娩前产检均按规范完成,视为达到产前检查 5 次以上（仅做妊娠试验的初次检查、因临产入院进行的产前检查不计算在内）。

3）5 次及以上产前检查率（％）＝5 次及以上产前检查人数/产妇数×100％

4）流程和方法：某年某地开展基本公共卫生服务项目绩效考核评价，随机抽取某社区卫生服务中心（乡镇卫生院），登录"省系统"平台，抽查该社区某年某月的产妇数及 5 次及以上产前检查情况（含本社区建卡、辖区妇幼保健机构反馈数据、各种途径补漏数据）。

【示例 4】

2022 年度某地开展基本公共卫生服务项目绩效评价，按目前 5 次及以上产前检查率≥90％指标要求进行考核。随机抽取某社区卫生服务中心，考核 2022 年 5—6 月分娩的产妇，查看产妇数和 5 次及以上产前检查情况。

登录"省系统"平台孕产妇系统管理登记表，设置分娩日期为 2022 年 5 月 1 日—2022 年 6 月 30 日，孕周≥28 周。① 设置管理单位为本社区卫生服务中心，查询该社区管理产妇数 A＝25 人（A 中有 5 次及以上产前检查的人数为 C 人，C＝24 人）；② 设置居住地或休养地，查询所属妇幼保健机构管理的该社区产妇数 A1＝5 人（A1 中有 5 次及以上产前检查的人数为 C1 人，C1＝4 人）；③ 设置居住地或休养地，查询无管理单位的产妇，经电话核实，该社区漏报产妇数 A2＝2 人（A2 中有 5 次及以上产前检查的人数为 C2 人，C2＝0 人）；④ 在儿童计划免疫科，调取 2022 年 5—6 月出生儿童计划免疫名单，与该社区掌握的产妇数名单核对，经复核，产妇漏报为 A3＝1 人（A3 中有 5 次及以上产前检查的人数为 C3 人，C3＝0）。被考核社区核查的产妇数为 A＋A1＋A2＋A3＝33 人，核查的 5 次及以上产前检查为 C＋C1＋C2＋C3＝28 人。

5 次及以上产前检查率：（C＋C1＋C2＋C3）/（A＋A1＋A2＋A3）×100％。若≥90％，得满分（权重分）；若＜90％，（C＋C1＋C2＋C3）/（A＋A1＋A2＋A3）×100％/90％×权重分，为最终得分。28/33×100％＝84.85％/90％×权重分，为最终得分。

2. 孕产妇健康管理规范性

核查《江苏省母子健康手册（医护版—孕册）》与江苏省妇幼健康信息系统中录入的一致性，并对服务规范性进行核查。

1）孕产妇健康管理服务：进行孕中期健康教育和指导；孕妇健康状况评估，即通过询问、观察、一般体格检查、产科检查、实验室检查对孕妇健康和胎儿的生长发育状况进行评估，识别需要做产前诊断和需要转诊的高危重点孕妇；对未发现异常的孕妇，除了进行孕期的生活方式、心理、运动和营养指导外，还应告知和督促孕妇进行预防出生缺陷的产前筛查和产前诊断；对发现有异常的孕妇，要及时转至上级医疗卫生机构；出现危急征象的孕妇，要立即转上级医疗卫生机构，并在 2 周内随访转诊结果。

孕产妇健康管理记录规范性核查标准

说明：

1. 在被考核单位（含辖区妇幼保健机构管理反馈的）产妇随机抽取 20 名产妇，按照标准核查建册档案规范性。

2. 漏项：应填写而未填写的项目；错项：明显填写错误的项目。

1	孕产妇健康管理规范性核查标准
1.1	孕中期产前检查中填写空项、漏项或错项的栏目 （可多选，存在任一空项、漏项或错项视为**不规范**） ① 日期　② 孕周　③ 主诉　④ 体重(kg)　⑤ 产科检查　⑥ 血压(mmHg)　⑦ 血红蛋白 (g/L)　⑧ 尿蛋白　⑨ 其他辅助检查　⑩ 分类指导　⑪ 转诊等项目
1.2	孕中期产前检查中异常情况诊治、指导或建议① 是　② 否（视为**不规范**）
1.3	孕中期产前检查服务记录中，对存在妊娠危险因素和可能有妊娠禁忌证或严重并发症的孕妇按《江苏省高危孕产妇分类分级管理规定》要求规范转诊① 是　② 否（视为**不规范**）
1.4	《江苏省母子健康手册（医护版—孕册）》与江苏省妇幼健康信息系统中记录是否一致 ① 是　② 否（视为**不规范**）
1.5	**是否规范：① 规范　② 不规范**

2）流程和方法：查看"省系统"平台中孕产妇健康管理服务规范性情况，孕产妇健康管理存在1项不规范，计1人次不规范；若某产妇存在多项不规范，按1人次不规范计算。

【示例5】

被考核单位（含辖区妇幼保健机构管理反馈的）产妇中，随机抽取20名产妇档案查看孕产妇健康管理规范性。存在以下情况：N＝1例未填写辅助检查，N1＝1例高危孕妇未转诊，N2＝1例异常情况未给予诊治或建议。

孕产妇健康管理规范性得分＝权重分－（N＋N1＋N2＝3）×权重分。

3．孕产妇健康管理服务真实性

1）在被考核单位（含辖区妇幼保健机构管理反馈的）产妇中，用随机抽样的方法，抽查5例孕产妇健康管理档案记录。

2）通过现场核查、电话访谈等方式开展，核实档案真实性。

3）核查抽取的档案是否失访。若调查对象未失访，继续核查产科检查、产前筛查、血糖、盆腔B超检查、其他等是否相符。

孕产妇健康管理记录真实性核查标准

说明：

1．在被考核单位（含辖区妇幼保健机构管理反馈的）产妇中，随机抽取5例孕产妇健康管理记录，电话核实服务的真实性。

2．被电话访谈者核实姓名后，按照核查表要求进行电话访谈，如实记录。根据核查情况，在核查记录表中记录每例的核查结果。

1	健康档案真实性调查
1.1	回答问题者与核查对象的关系： ① 本人　② 亲属　③ 其他（　　）　④ 未联系上（作为失访，结束问卷）
1.2	您知道核查对象接受过当地基层医疗机构提供的免费健康检查和产后访视服务吗？ ① 知道　② 记不清/不了解（作为失访，结束问卷）
1.3	**是否失访：① 失访（结束问卷）　② 不失访**
2	**孕产妇健康管理档案真实性**

2.1	与健康检查记录不符的内容 （根据档案记录核实是否进行过相关的检查,有**1项与记录不符**即为不真实） ① 产科检查　② 产前筛查　③ 血糖　④ 盆腔B超检查　⑤ 其他　⑥ 无不符合内容
2.2	这些健康检查服务是免费的吗 ① 是　② 不是(**收费金额及原因:** 　　　　　　　　　　　　　　　) ③ 不清楚
2.3	**是否真实:① 真实　② 不真实**

4) 流程和方法:被考核单位(含辖区妇幼保健机构管理反馈的)产妇中,随机抽取5例档案进行真实性核查。孕产妇健康管理存在1项不真实,计1人次不真实;若某产妇存在多项不真实,按1人次不真实计算。

【示例6】

被考核单位(含辖区妇幼保健机构管理反馈的)产妇中,随机抽取5例档案进行真实性核查。N例江苏省妇幼健康信息系统中孕中期产前检查记录均填写完整,但与产妇电话核实产科检查未查(反复确认),判定为1人不真实,N1＝1;血糖与孕妇电话核实未查(反复确认),判定为1人不真实,N2＝1。

孕产妇健康管理服务真实性得分:不真实(N1＋N2)＝2例,考核标准为1例不真实扣1分,扣2分。

三、产后访视管理

(一)评价对象

绩效考核评价对象为随机抽取的被考核区内社区卫生服务中心(乡镇卫生院)。

(二)指标说明

辖区内获得符合国家基本公共卫生服务规范要求的产后访视服务的人数比例,反映产后访视管理的数量、规范性和真实性。

(三)数据资料来源

1. 抽查的基层医疗卫生机构提供活产数、产后访视的人数和孕产妇健康管理档案。

2. 抽查的基层医疗卫生机构整群抽查一个月孕产妇健康管理档案(不足20名,抽取2～3个月数据),核实接受产后访视人数及访视规范性。

3. 每个机构抽查5例孕产妇健康管理记录,电话或现场核实服务信息的真实性及规范性。

(四)评分标准

1. 产后访视(权重分)

产后访视得分=产后访视率/年度绩效目标值×权重分。产后访视率≥年度绩效目标值,得满分(权重分)。

2. 产后访视规范性(权重分)

产后访视规范性得分=权重分－不规范例数×权重分。

3. 产后访视管理服务真实性

每发现1例不真实健康管理记录扣1分,扣完为止。

（五）现场考核评价流程及方法

1. 产后访视率

1）活产数：与儿童计划免疫接种名单、江苏省妇幼健康信息系统复核活产数名单，计算被考核社区实际的活产数。

2）产后访视数：查看江苏省妇幼健康信息系统中出院后 7 天内完成的有效产后访视，计算核实有效产后访视数。

3）产后访视率（％）＝产后访视数/活产数×100％

4）流程和方法：某年某地开展基本公共卫生服务项目绩效考核评价，随机抽取某社区卫生服务中心（乡镇卫生院），登录"省系统"平台，抽查该社区某年某月的活产数及其产后访视情况（含本社区建卡、辖区妇幼保健机构反馈数据、各种途径补漏数据）。

【示例 7】

2022 年度某地开展基本公共卫生服务项目绩效评价，按产后访视率≥90％指标要求进行考核。随机抽取某社区卫生服务中心，考核 2022 年 5—6 月出生的活产数，查看该活产数及其产后访视情况。

登录"省系统"平台，打开孕产妇系统管理登记表，设置分娩日期为 2022 年 5 月 1 日—2022 年 6 月 30 日，孕周≥28 周。① 设置管理单位为本社区卫生服务中心，查询该社区管理活产数为 D＝26 人（D 中有产后有效访视人数为 E 人，E＝25 人）；② 设置居住地或休养地，查询所属妇幼保健机构管理的该社区活产数 D1＝5 人（D1 中有产后有效访视人数为 E1 人，E1＝4 人）；③ 设置居住地或休养地，经电话核实，该社区漏报活产数 D2＝2 人（D2 中有产后有效访视人数为 E2 人，E2＝1 人）；④ 在儿童计划免疫科，调取 2022 年 5—6 月出生儿童计划免疫名单，与该社区掌握的活产数名单核对，经复核，漏报活产数为 D3＝1 人（D3 中有产后有效访视人数为 E3 人，E3＝0）。被考核社区核查的活产数为 D＋D1＋D2＋D3＝34 人，核查的有产后有效访视人数为 E＋E1＋E2＋E3＝30 人。

产后访视率：（E＋E1＋E2＋E3）/（D＋D1＋D2＋D3）×100％。若产后访视率≥90％，得满分（权重分）；若产后访视率＜90％，（E＋E1＋E2＋E3）/（D＋D1＋D2＋D3）×100％/90％×权重分，为最终得分。30/34×100％＝88.24％，88.24％/90％×权重分为最终得分。

2. 产后访视管理规范性

核查纸质访视单页与江苏省妇幼健康信息系统中访视记录一致性，并对服务规范性进行核查。

1）产后访视服务：社区卫生服务中心（乡镇卫生院）在收到分娩医院转来的产妇分娩信息后应于产妇出院后 1 周内到产妇家中产后访视，进行产褥期健康管理，加强母乳喂养和新生儿护理指导，同时进行新生儿访视。通过观察、询问和检查，了解产妇一般情况，乳房、子宫、恶露、会阴或腹部伤口恢复等情况；对产妇进行产褥期保健指导，对母乳喂养困难、产后便秘、痔疮、会阴或腹部伤口等问题进行处理；发现有产褥感染、产后出血、子宫复旧不佳、妊娠合并症未恢复者以及产后抑郁等问题的产妇，应及时转至上级医疗卫生机构进一步检查、诊断和治疗；通过观察、询问和检查了解新生儿的基本情况。

产后访视管理规范性核查标准

说明：
1. 从核查的产妇(有产后访视)中随机抽取 20 名产妇,按照标准核查档案规范性。
2. 漏项:应填写而未填写的项目;错项:明显填写错误的项目。

1	产后访视规范性核查标准
1.1	产后访视管理记录中填写空项、漏项或错项的栏目 (可多选,存在任一空项、漏项或错项视为**不规范**) ① 随访日期　② 分娩日期　③ 体温　④ 一般健康情况　⑤ 一般心理状况　⑥ 血压 ⑦ 乳房　⑧ 恶露　⑨ 子宫　⑩ 伤口　⑪ 其他　⑫ 分类　⑬ 指导　⑭ 转诊　⑮ 下次随访日期　⑯ 随访医生签名等项目
1.2	产后访视健康管理记录中,对产妇按《江苏省高危孕产妇分类分级管理规定》要求规范转诊、随访或管理 ① 是　② 否(视为**不规范**)
1.3	产后访视记录表与江苏省妇幼健康信息系统中记录是否一致 ① 是　② 否(视为**不规范**)
1.4	**是否规范:① 规范　② 不规范**

2) 流程及方法:从被考核单位的产妇(有产后访视)中,随机抽取 20 例档案查看产后访视管理服务的规范性。产后访视存在 1 项不规范,计 1 人次不规范;若某产妇存在多项不规范,按 1 人次不规范计算。

【示例8】

从核查的产妇(有产后访视)中,随机抽取 20 例档案查看产后访视管理服务的规范性。存在以下情况:N＝2 例空项,N1＝1 例产褥期异常未转诊或个性化指导。

产后访视规范性得分＝权重分－(N＋N1＝3 例)×权重分。

3. 产后访视真实性

1) 从被考核单位的产妇(有产后访视)中,按照随机抽样的方法,抽查 5 例产后访视记录。

2) 通过现场核查、电话访谈等方式开展,核实档案真实性。

3) 核查抽取的档案是否失访。若调查对象未失访,继续核查体温、血压、分类、母乳喂养指导、其他等是否相符。

产后访视记录真实性核查标准

说明:
1. 在被考核单位的产妇(有产后访视)中随机抽取 5 例产后访视记录,电话核实服务的真实性。
2. 被电话访谈者核实姓名后,按照核查表要求进行电话访谈,如实记录。根据核查情况,在核查记录表中记录每例的核查结果。

1	健康档案真实性调查
1.1	回答问题者与核查对象的关系: ① 本人　② 亲属　③ 其他(　　)　④ 未联系上(作为失访,结束问卷)
1.2	您知道核查对象接受过当地基层医疗机构提供的免费健康检查和产后访视服务吗? ① 知道　② 记不清/不了解(作为失访,结束问卷)
1.3	**是否失访:① 失访(结束问卷)　② 不失访**

2	产后访视档案真实性核查
2.1	与孕产妇产后访视记录不符的内容 （根据档案记录核实是否进行过相关的检查，有 **1** 项与记录不符即为不真实） ① 体温　② 血压　③ 分类　④ 母乳喂养指导　⑤ 其他　⑥ 无不符合内容
2.2	这些健康检查服务是免费的吗 ① 是　② 不是（**收费金额及原因：**　　　　　　　　　　　　　　　　）　③ 不清楚
2.3	**是否真实：① 真实　② 不真实**

4）流程及方法：在被考核单位的产妇（有产后访视）中，随机抽取 5 例产后访视记录档案进行真实性核查。产后访视存在 1 项不真实，计 1 人次不规范；若某产妇产后访视存在多项不真实，按 1 人次不真实计算。

【示例9】

从被考核单位的产妇（有产后访视）中，随机抽取 5 例档案进行真实性核查。存在以下情况：N＝1 例江苏省妇幼健康信息系统中产后访视记录均填写完整，与家长电话核实在安徽休养，仅社区医生口头询问情况（反复确认），判定为不真实；N1＝1 例产后出院日期与产妇自诉不符（反复确认），判定为不真实。

产后访视服务真实性得分：不真实（N＋N1）＝2 例，考核标准为 1 例不真实扣 1 分，扣 2 分。

四、服务项目知晓率和满意度

（一）评价对象

卫生健康部门。

（二）指标说明

1. 了解区居民对基本公共卫生服务项目有关服务的知晓程度，以及对有关健康知识的知晓程度，重点调查接受基本公共卫生服务的重点人群。

2. 了解区居民对所获得的基本公共卫生服务的满意程度，包括服务态度、方便性、及时性、服务质量等，重点调查接受基本公共卫生服务的重点人群。

（三）数据资料来源

在核查孕产妇服务真实性的同时调查知晓率和满意度。

（四）评分标准

1. 服务知晓率得分＝居民知晓率×4 分。居民知晓率＝知晓率调查得分/知晓率调查应得总分，≥90％得满分，＜70％不得分。

2. 居民综合满意度得分＝居民满意度×4 分。居民满意度＝满意度调查得分/满意度调查应得总分，≥90％得满分，＜70％不得分。

（五）现场考核评价流程及方法

1. 从机构管理的孕产妇人群中随机抽取若干人电话或面对面进行知晓率和满意度调查，知晓率和满意度各分配权重分，计算知晓率、满意度各自平均分。若平均分≥90，得满分；若平均分＜70，得 0 分；若 70≤平均分＜90，则按比例计算得分（平均分/90×权重分）。

2. 重点人群项目知晓率及满意度调查问卷

序号	问题	回答
2	**服务知晓情况**	
2.1	您知道国家能为您**免费**提供一些**卫生服务**吗？（满分为 3 分,选①得 3 分） ① 知道　② 不知道　③ 不知道还有免费服务	
2.2	您知道您可以**免费**得到哪些服务吗？（选⑩、⑪不得分。满分为 3 分,慢性病患者选⑥、⑦、⑧,每个 1 分） ① 早孕建册　② 孕期检查　③ 产后访视　④ 打疫苗（预防接种）　⑤ 儿童定期检查（新生儿访视）　⑥ 定期测量血压、血糖　⑦ 健康体检　⑧ 健康教育　⑨ 健康档案或其他服务（请注明:　　）　⑩ 知道有服务,但不知道是免费的　⑪ 不知道有哪些服务	
2.3	您知道可以从哪些机构**免费**得到这些服务吗？（除⑦以外,其他选项可多选。满分为 4 分,选项中包括①、②、③、④、⑤、⑥任一项,得 4 分） ① 社区卫生服务中心（站）　② 乡镇卫生院　③ 村卫生室（村医）　④ 妇幼保健机构（产妇）　⑤ 疾控中心（儿童家长）　⑥ 医院（产妇、儿童家长）　⑦ 不知道	
2.4	您从什么渠道得知可以免费得到这些服务的？（**可多选**） ① 报纸　② 电视或/和广播　③ 基层医疗卫生机构宣传栏　④ 社区宣传栏或告示　⑤ 宣传活动　⑥ 宣传单或宣传册　⑦ 各类广告　⑧ 手机短信/微信　⑨ 医生/村医电话通知　⑩ 听别人告诉　⑪其他（请注明:　　）	
	知晓率实际得分（满分 10 分）	
3	**综合满意度**（每题 2 分,选 A 得 2 分,选 B 得 1.5 分,选 C 得 1 分,选 D 不得分）	
3.1	您觉得在该社区卫生服务中心/卫生院接受服务方便吗？ A. 非常方便　B. 方便　C. 一般　D. 不方便	
3.2	您对该社区卫生服务中心/卫生院（服务团队）服务态度满意吗？ A. 非常满意　B. 满意　C. 一般　D. 不满意	
3.3	您对本地的社区卫生服务中心/乡镇卫生院/村医提供这些服务技术水平满意吗？ A. 非常满意　B. 满意　C. 一般　D. 不满意	
3.4	您对该社区卫生服务中心/卫生院卫生服务的总体满意度如何？ A. 非常满意　B. 满意　C. 一般　D. 不满意	
3.5	您认为本地的社区卫生服务中心/乡镇卫生院/村医提供的这些服务有用吗？ A. 非常有用　B. 有用　C. 一般　D. 没有用	
3.6	您对基本公共卫生服务项目有什么其他的意见吗？	
	综合满意度实际得分（每题 2 分,满分 10 分）	

第三节　相关疑问解答

1.《国家基本公共卫生服务规范（第三版）》孕产妇健康管理的服务对象是指哪些人？

答:辖区内常住孕产妇。

2.《国家基本公共卫生服务规范（第三版）》孕早期健康管理服务是指为哪些人提供孕早期健康服务？

答：是指为怀孕 13 周前的孕妇，即指怀孕 12 周＋6 天（12^{+6}周）前的孕妇提供孕早期健康服务。

3.《国家基本公共卫生服务规范（第三版）》孕早期妇女健康评估内容包括哪些？

答：(1) 询问既往史、家族史、个人史等；(2) 观察体态、精神等；(3) 进行一般体检、妇科检查；(4) 血常规、尿常规、血型、肝功能、肾功能、乙型肝炎。有条件的地区建议进行血糖、阴道分泌物、梅毒血清学试验、HIV 抗体检测等实验室检查。

4.《国家基本公共卫生服务规范（第三版）》孕早期保健指导内容包括哪些？

答：(1) 开展孕早期生活方式、心理和营养保健指导；(2) 强调避免致畸因素和疾病对胚胎的不良影响；(3) 告知和督促孕妇进行产前筛查和产前诊断。

5.《国家基本公共卫生服务规范（第三版）》孕中期妇女健康状况评估内容包括哪些？

答：(1) 进行询问、观察、一般体格检查、产科检查、实验室检查；(2) 对孕妇健康和胎儿的生长发育状况进行评估；(3) 识别需要做产前诊断和需要转诊的高危重点孕妇。

6.《国家基本公共卫生服务规范（第三版）》孕晚期保健指导内容包括哪些？

答：(1) 孕产妇自我监护方法；(2) 促进自然分娩；(3) 母乳喂养；(4) 孕期并发症、合并症防治。

7.《国家基本公共卫生服务规范（第三版）》产后访视是什么时间？

答：社区卫生服务中心（乡镇卫生院）在收到分娩医院转来的产妇分娩信息后，应于产妇出院后 1 周内到产妇家中进行产后访视，同时进行新生儿访视。

8.《国家基本公共卫生服务规范（第三版）》产后访视的内容包括哪些？

答：产褥期健康管理，母乳喂养和新生儿护理指导；通过观察、询问和检查，了解产妇一般情况，乳房、子宫、恶露、会阴或腹部伤口恢复等情况，进行相应指导与处置。

9.《国家基本公共卫生服务规范（第三版）》产后访视发现什么情况需要转诊？

答：产后访视时发现有产褥感染、产后出血、子宫复旧不佳、妊娠合并症未恢复者以及产后抑郁等问题的产妇，应及时转至上级医疗卫生机构进一步检查、诊断和治疗。

10.《国家基本公共卫生服务规范（第三版）》产后 42 天应去哪里做健康检查？

答：(1) 正常分娩到社区卫生服务中心（乡镇卫生院）接受产后健康检查；(2) 异常分娩到原分娩医疗卫生机构接受产后健康检查。

11.《国家基本公共卫生服务规范（第三版）》产后 42 天健康检查保健指导包括哪些？

答：(1) 心理保健指导；(2) 性保健与避孕指导；(3) 预防生殖道感染指导；(4) 纯母乳喂养 6 个月指导；(5) 产妇和婴幼儿营养等指导。

12.《国家基本公共卫生服务规范（第三版）》为孕中期和孕晚期妇女提供服务的是哪个机构？

答：有助产技术服务资质的医疗卫生机构。

13. 无助产技术服务资质的基层医疗卫生机构在孕中期和孕晚期主要工作职责是什么？

答：督促辖区孕中期和孕晚期妇女到有助产技术服务资质的医疗卫生机构进行相关随访。

第四节　本章自测试题及答案

一、判断题

1. 早孕反应导致摄食量不足可能引起维生素B族缺乏,进一步加重妊娠反应。（　　）

2. 孕妇接触动物而感染弓形虫病是导致胎儿大脑发育受损的原因之一。（　　）

3. 孕妇合并乙肝,新生儿出生后需用乙肝免疫球蛋白或乙肝疫苗。（　　）

4. 正常成人女性每日钙摄入量应为800 mg,孕中晚期每日钙摄入量应为1 000 mg。
（　　）

5. 基本公共卫生服务项目报表中早孕建册率的定义是:辖区内孕13周之前建册并进行第一次产前检查的产妇人数/辖区内活产数×100%。（　　）

二、单选题

1. 《国家基本公共卫生服务规范(第三版)》中孕产妇健康管理服务对象是（　　）
   A. 辖区内所有妇女
   B. 辖区内育龄期妇女
   C. 辖区内具有本地户口的孕产妇
   D. 辖区内居住的孕产妇

2. 各社区卫生服务中心(乡镇卫生院)应在孕13周前为孕妇建立《江苏省母子健康手册(医护版—孕册)》,并进行第一次健康管理,对有妊娠危险因素和可能有妊娠禁忌证或严重并发症的孕妇,及时转诊至上级医疗机构,(　　)内需要进行随访转诊（　　）
   A. 1周　　　　　B. 2周　　　　　C. 3周　　　　　D. 4周

3. 《国家基本公共卫生服务规范(第三版)》要求,孕晚期至少进行两次健康管理,具体的孕周是（　　）
   A. 28～32周、33～37周
   B. 28～36周、37～40周
   C. 30～36周、37～40周
   D. 30～34周、36～40周

4. 高危妊娠是指（　　）
   A. 对孕妇有较高危险性的妊娠
   B. 对胎儿有较高危险性的妊娠
   C. 对孕妇、对胎儿有较高危险性的妊娠
   D. 对孕妇、胎儿及新生儿有较高危险性的妊娠

5. 产前诊断对象不包括（　　）
   A. 孕妇为乙型肝炎病毒携带者
   B. 本次妊娠有羊水过多或羊水过少、胎儿发育受限的孕妇
   C. 35岁以上高龄孕妇
   D. 有分娩染色体异常患儿病史

三、多选题

1. 关于胎心音描述正确的是（　　）
   A. 妊娠18～20周用一般听筒可经孕妇腹壁听到
   B. 正常每分钟120～160次
   C. 24周后在胎儿肢体侧听得最清楚
   D. 多伴有杂音

2. 推算胎龄主要依据的条件是 （ ）

    A. 末次月经   B. 早孕反应出现时间

    C. 首次胎动时间   D. L/S 比值

3. 以下哪些是妊娠期高血压疾病的好发因素 （ ）

    A. 初产妇、多胎妊娠   B. 慢性肾炎

    C. 营养不良及低社会经济状况   D. 有妊娠期高血压病史及家族史

4. 一产妇产后 28 天时,当地卫生院上门进行产后访视,该产妇出现哪些情况应及时转上级医疗卫生机构进一步检查、诊断和治疗 （ ）

    A. 产后出血   B. 产褥感染   C. 子宫复旧不佳

    D. 妊娠合并症未恢复   E. 产后抑郁

5. 对下列哪些孕妇,应该建议其进行产前诊断 （ ）

    A. 产前筛查为低风险的孕妇

    B. 本次妊娠有持续性羊水过多、疑有畸胎的孕妇

    C. 生育过唇腭裂患儿的孕妇

    D. 生育过 21-三体儿的孕妇

参考答案

一、判断题

1. √   **2.** √   **3.** ×   **4.** ×   **5.** √

二、单选题

1. D   **2.** B   **3.** B   **4.** D   **5.** A

三、多选题

1. AB   **2.** ABC   **3.** ABCD   **4.** ABCDE   **5.** BCD

第八章

老年人健康管理

导　语

围绕《国家基本公共卫生服务规范(第三版)》(简称《规范》)中"老年人健康管理服务规范"相关要点及绩效评价考核内容,针对日常管理工作,从报表填报、健康管理率、知晓率和满意度等多个角度,介绍现场考核要点、考核流程、评分方式等内容,并对相关疑问进行解答。

第一节　绩效评价相关要点

一、服务对象

辖区内 65 岁及以上常住居民(可根据当地政策要求扩大服务范围,如南京市的服务对象是辖区内 60 岁及以上常住居民)。

二、服务内容

每年为老年人提供 1 次健康管理服务,包括生活方式和健康状况评估、体格检查、辅助检查和健康指导。

（一）生活方式和健康状况评估

通过问诊及老年人健康状态自评了解其基本健康状况、体育锻炼、饮食、吸烟、饮酒、慢性疾病常见症状、既往所患疾病、治疗及目前用药和生活自理能力等情况。

（二）体格检查

包括体温、脉搏、呼吸、血压、身高、体重、腰围、皮肤、浅表淋巴结、肺部、心脏、腹部等常规体格检查,并对口腔、视力、听力和运动功能等进行粗测判断。

（三）辅助检查

包括血常规、尿常规、肝功能(血清谷草转氨酶、血清谷丙转氨酶和总胆红素)、肾功能(血清肌酐和血尿素)、空腹血糖、血脂(总胆固醇、甘油三酯、低密度脂蛋白胆固醇、高密度脂蛋白胆固醇)、心电图和腹部 B 超(肝胆胰脾)检查。不得缺项。

（四）健康指导

告知评价结果并进行相应健康指导。

1. 对发现已确诊的原发性高血压和 2 型糖尿病等患者同时开展相应的慢性病患者健康管理。

2. 对患有其他疾病的(非高血压或糖尿病),应及时治疗或转诊。

3. 对发现有异常的老年人建议定期复查或向上级医疗机构转诊。

4. 进行健康生活方式以及疫苗接种、骨质疏松预防、防跌倒措施、意外伤害预防和自救、认知和情感等健康指导。

　　5. 告知或预约下一次健康管理服务的时间。

三、服务流程

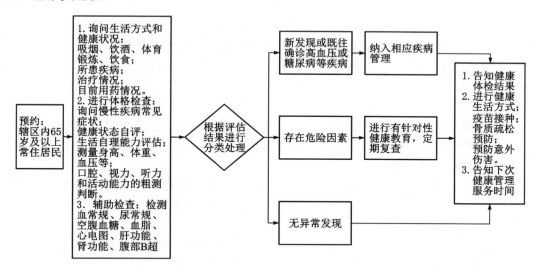

四、服务要求

　　1. 开展老年人健康管理服务的乡镇卫生院和社区卫生服务中心应当具备服务内容所需的基本设备和条件。

　　2. 加强与村（居）委会、派出所等相关部门的联系，掌握辖区内老年人口信息变化。加强宣传，告知服务内容，使更多的老年人愿意接受服务。

　　3. 每次健康检查后及时将相关信息记入健康档案。具体内容详见《居民健康档案管理服务规范》健康体检表。对于已纳入相应慢性病健康管理的老年人，本次健康管理服务可作为一次随访服务。

　　4. 积极应用中医药方法为老年人提供养生保健、疾病防治等健康指导。

五、基本公共卫生服务项目报表

　　基本公共卫生服务项目报表通过国家基本公共卫生服务项目管理信息系统上报，分为月报、季报、半年报、年终报等，由社区卫生服务中心填报，通过区、市、省三级审核后正式上报至国家。数据一经上报不可更改。

　　（一）指标 1

　　老年人健康管理率＝年内接受健康管理人数/年内辖区内 65 岁及以上常住居民数×100%。

　　说明：

　　1. 健康管理，是指建立了健康档案，接受了健康体检、健康指导，健康体检表填写完整，四者缺一不可。

　　2. 年内接受健康管理人数：指从年初到统计时间点，接受健康管理的 65 岁及以上常住居民数。

3. 年内辖区内 65 岁及以上常住居民数：指截止到统计时间点，辖区内 65 岁及以上常住居民数。如无法获取实时数据，可采用上一年末 65 岁及以上常住居民数，一般由市、区、街道共同核定。

（二）指标 2

65 岁及以上老年人城乡社区规范健康管理服务率＝65 岁及以上老年人城乡社区规范健康管理服务人数/辖区内 65 岁及以上常住居民数×100％

说明：65 岁及以上老年人城乡社区规范健康管理服务人数指从年初到统计时间点，在基层医疗卫生机构接受健康管理的 65 岁及以上常住居民数。强调了服务所在地为基层医疗卫生机构。

（三）指标 3

建立健康档案的 65 岁及以上老年人数，指截止至统计时间点，建立健康档案的 65 岁及以上常住居民数。

（四）指标 4

60 岁以上老年人健康管理率、60 岁及以上老年人城乡社区规范健康管理服务率、建立健康档案的 60 岁及以上老年人数等指标解释参照对应 65 岁及以上老年人指标。

填报要点：

1. 老年人健康管理率、65 岁及以上老年人城乡社区规范健康管理服务率等指标依据当年《关于做好××××年国家基本公共卫生服务项目工作的通知》的规定执行。

2. 60 岁及以上老年人相关工作指标由南京市卫生健康委员会老龄健康处制定。

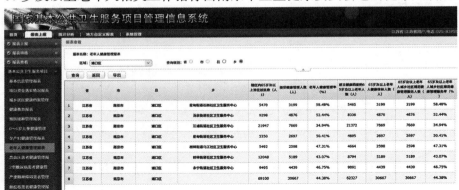

六、现场评价指标

基本公共卫生服务老年人健康管理绩效现场评价主要分为项目执行（一致性、有效性、真实性）、项目效果（知晓率和满意度）两部分。

第二节　现场考核评价流程及方法

老年人健康管理绩效评价现场考核通过核对信息化平台数据和报表、查阅凭证资料、问卷调查、人员访谈等形式开展。

老年人城乡社区规范健康管理率

（一）评价对象

基层医疗卫生机构。

（二）指标说明

基层医疗卫生机构辖区内60岁以上常住居民按照《规范》要求，年度内接受健康管理服务的人数比例。采用老年人健康管理人数、健康管理合格率、真实性等指标综合评价老年人健康管理率。采用校正后的老年人城乡社区规范健康管理人数。

1. 60岁及以上老年人城乡社区规范健康管理任务完成率＝校正的60岁及以上老年人城乡社区规范健康管理人数/辖区内60岁及以上老年人管理任务数×100％。

2. 65岁及以上老年人城乡社区规范健康管理率＝校正的65岁及以上老年人城乡社区规范健康管理人数/辖区内65岁及以上常住居民数×100％。

3. 老年人健康管理合格率＝抽查发现的某个机构核实的有效档案数/抽查档案数×100％。

4. 及时性：各单位完成老年人健康体检后，体检报告发放和指导的时间天数。

5. 一致性结果：区级上报的"老年人城乡社区规范健康管理率"与市级现场考核结果的符合情况。

6. 知晓率：了解区居民对基本公共卫生服务项目有关服务的知晓程度，以及对有关健康知识的知晓程度。

7. 满意度：了解区居民对所获得的基本公共卫生服务的满意程度，包括服务态度、方便性、及时性、服务质量等。

（三）数据资料来源

1. 区级提供的××××年度项目考核后的全区各基层医疗卫生机构老年人城乡社区规范健康管理人数和老年人城乡社区规范健康管理率。

2. 区级提供××××年度全区及各机构老年人底数及健康管理任务数。

3. 基层医疗卫生机构提供老年人健康管理档案记录、老年人健康体检记录。

4. 每个机构随机抽查×份已经进入"健康管理"的老年人健康管理档案，核查是否为有效；抽查×份核查报告发放及时性和真实性、知晓率和满意度。

5. 接受城乡社区规范健康管理是指在基层医疗卫生机构建立了健康档案，接受了健康体检、健康指导，健康体检表填写完整。

（四）评分标准

1. 得分＝60岁及以上老年人城乡社区规范健康管理完成数/60岁以上老年人城乡社区规范健康管理任务数×权重分，超过100％得满分。

2. 得分＝65岁及以上老年人城乡社区规范健康管理率/当年度任务指标×权重分，超过100％得满分。

3. 复核得分：比较区上报"老年人城乡社区规范健康管理率"与市级现场考核结果。得分＝5％/误差×权重分，误差≤5％，得满分。

4. 健康管理服务真实性：如发现不真实健康管理，每发现1例扣权重分，扣完为止。

5. 及时性：报告发放周期超过20个工作日，按例数倒扣分，每发现1例扣权重分，扣完为止。

6. 实验室辅助检查无相关佐证记录一票否决。

7. 知晓率和满意度各分配权重分。计算知晓率、满意度各自平均分。若平均分≥90，得满分；若平均分＜70，得0分；若70≤平均分＜90，则按比例计算得分（平均分/90×权重分）。

说明：国家、省、市现场考核都采用PAD平板电脑记录考核情况，不现场评分。所有指标分值都以权重分表示，考核全部结束后统一赋分。

（五）现场考核评价流程及方法

1. 基层医疗卫生机构登录区域医疗卫生服务机构管理信息系统，在老年人健康管理界面，设置查询条件"体检日期"为考核年度1月1日至统计时间点，体检类型为"老年人体检"，获得信息平台内本机构考核时间段健康管理老年人数。

2. 根据系统获得的健康管理老年人数，按照随机抽样的方法（等间距抽样），抽取×份档案，核查年度内是否接受过规范的健康管理，计算有效率。有效率＝有效档案/抽取档案数×100%。

3. 校正老年人城乡社区规范健康管理人数＝系统获得的健康管理老年人数×有效率。

4. 根据校正的老年人城乡社区规范健康管理人数，重新计算60岁及以上老年人城乡社区规范健康管理任务完成率、65岁及以上老年人城乡社区规范健康管理率。

5. 计算报表与现场复核的误差。误差＝|校正后的任务完成率（健康管理率）－机构/项目区上报的任务完成率（健康管理率）|。

注意区别：60岁以上是任务完成率，65岁以上是健康管理率。

6. 现场考核表单

1）有效性核查表单

被考核的机构随机抽查60岁以上××名及65岁以上××名老年人健康管理档案以及健康体检有关辅助检查化验单。根据档案记录，核查××××年1月以后的健康体检表记录是否符合国家规范要求。

序号	问题	回答
1.1	是否建立健康档案：① 有 ② 没有（视为不合格）	
1.2	健康档案内容填写空项、漏项或错项的栏目（缺2项及以上不合格，具体要求见"健康档案"） ① 电话 ② 血型 ③ 既往史 ④ 家族史 ⑤ 过敏史 ⑥ 残疾史	
1.3	是否有健康体检中的辅助检查报告单[原件或复印件均可，如果是电子体检记录需机构提供体检安排、体检签到（体检指引单）或体检告知单等相关证明材料，并能够在相关检验检查设备终端查询到报告单的原始记录] ① 有 ② 没有（视为不合格）	
1.4	1.4.1 下列项目空项、漏项或错项在2项及以上视为不合格： ① 症状 ② 血压 ③ 身高 ④ 体重 ⑤ 老年人生活自理能力自我评估（有评估表） ⑥ 生活方式 ⑦ 视力 ⑧ 听力 ⑨ 运动功能 1.4.2 下列项目空项、漏项或错项在1项及以上视为不合格： ⑩ 血常规 ⑪ 尿常规 ⑫ 肝功能3项 ⑬ 肾功能2项 ⑭ 空腹血糖 ⑮ 血脂4项 ⑯ 心电图 ⑰ 腹部（肝胆胰脾）B超 ⑱ 现存主要健康问题 ⑲ 主要用药情况（无健康问题，可空项）⑳ 健康评价 ㉑ 健康指导 ㉒ 危险因素控制 ㉓ 预约下次体检时间	
1.5	是否有效：① 有效 ② 无效	

2）真实性核查表单

被考核的机构随机抽查 60 岁及以上和 65 岁及以上各×名不失访老年人或者老年人家属。电话或者现场核查真实性,调阅核查居民的档案,根据档案记录和核查表核查记录进行比对,核查档案真实性,填写完整核查表。

序号	问题	回答
1	**访谈记录**	
1.1	联系结果: ① 联系上,接受访谈(不失访,继续问卷) ② 联系上,不接受访谈(失访,结束问卷) ③ 未联系上(失访,结束问卷) ④ 未联系上,电话错号/不存在(失访,结束问卷)	
1.2	请问您是本人吗? ① 本人　② 家属　③ 其他(失访)	
1.3	去年一年中,本地的社区卫生服务中心/乡镇卫生院给您做过健康体检吗? ① 体检过　② 没有体检　③ 记不清(失访,结束问卷)	
1.4	您还记得: ① 测量血压　② 听诊心肺　③ 抽血　④ 测心电图　⑤ 记不清(失访,结束问卷)	
1.5	去年的体检结果通知您了吗?或者体检报告拿到了吗? ① 没有通知(跳转到2.1)　② 通知了,是口头告知　③ 通知了,有体检报告	
1.6	体检结束后多长时间通知您体检结果或拿到体检报告的? ① 1个星期　② 半个月　③ 1个月　④ 超过1个月	
2	**真实性核查(不真实同时判定为不规范)**	
2.1	是否存在提前进行应对性准备,如提前通知被访谈人员,诱导被访谈者提供与事实不符的信息,冒充被访谈人员等情况? ① 有(为不真实)　② 没有	
2.2	根据访谈记录,与健康档案记录进行比较(访谈情况与健康档案不符,为不真实) ① 相符:有体检、查体和辅助检查记录　② 不符:未做健康体检,有体检记录	
2.3	是否真实:① 真实　② 不真实	

3）知晓率及满意度核查表单

序号	问题	回答
1	**服务知晓情况**	
1.1	您知道国家能为您(或孩子)免费提供一些卫生服务吗?(满分为3分,选①得3分) ① 知道　② 不知道　③ 不知道还有免费服务	
1.2	您知道您可以免费得到哪些服务吗?(老年人选⑦、⑧、⑨,每个1分) ① 早孕建册　② 孕期检查　③ 产后访视　④ 打疫苗(预防接种)　⑤ 儿童定期检查(新生儿访视)　⑥ 定期测量血压、血糖　⑦ 健康体检　⑧ 健康教育　⑨ 健康档案或其他服务(请注明:　　　　　　　　　　　) ⑩ 知道有服务,但不知道是免费的　⑪ 不知道有哪些服务	
1.3	您知道可以从哪些机构免费得到这些服务吗?(除⑦以外,其他选项可多选。满分为4分,选项中包括①、②、③、④、⑤、⑥任一项,得4分) ① 社区卫生服务中心(站)　② 乡镇卫生院　③ 村卫生室(村医)　④ 妇幼保健机构(产妇)　⑤ 疾控中心(儿童家长)　⑥ 医院(产妇、儿童家长)　⑦ 不知道	

序号	问题	回答
1.4	您从什么渠道得知可以免费得到这些服务的?(可多选) ① 报纸　② 电视或/和广播　③ 基层医疗卫生机构宣传栏　④ 社区宣传栏或告示 ⑤ 宣传活动　⑥ 宣传单或宣传册　⑦ 各类广告　⑧ 手机短信/微信　⑨ 医生/村医 电话通知　⑩ 听别人告诉　⑪其他(请注明:　　　　　　　　　　　)	
知晓率实际得分(满分 10 分)		
2	**综合满意度(每题 2 分,选 A 得 2 分,选 B 得 1.5 分,选 C 得 1 分,选 D 不得分)**	
2.1	您觉得在该社区卫生服务中心/卫生院接受服务方便吗? A. 非常方便　B. 方便　C. 一般　D. 不方便	
2.2	您对该社区卫生服务中心/卫生院(服务团队)服务态度满意吗? A. 非常满意　B. 满意　C. 一般　D. 不满意	
2.3	您对本地的社区卫生服务中心/乡镇卫生院/村医提供这些服务技术水平满意吗? A. 非常满意　B. 满意　C. 一般　D. 不满意	
2.4	您对该社区卫生服务中心/卫生院卫生服务的总体满意度如何? A. 非常满意　B. 满意　C. 一般　D. 不满意	
2.5	您认为本地的社区卫生服务中心/乡镇卫生院/村医提供的这些服务有用吗? A. 非常有用　B. 有用　C. 一般　D. 没有用	
2.6	您对基本公共卫生服务项目有什么其他的意见吗?	
综合满意度实际得分(每题 2 分,满分 10 分)		

第三节　相关疑问解答

1. 健康管理的目的与特点是什么?在老年人群中如何实施?

答:健康管理是指对个人或人群的健康危险因素进行检测、分析、评估和干预的全面过程。基本公共卫生服务中的老年人健康管理的对象是指 65 岁及以上年龄的老年人。健康管理的目的在于发现并干预健康风险,预防和控制疾病的发生与发展,降低医疗费用,提高生命质量,重点在于提高被管理个体和人群的健康水平。

健康管理有以下三个特点:

一是健康管理是以控制健康危险因素为核心,包括可变危险因素和不可变危险因素。前者为通过自我行为改变的可控因素,如不合理饮食、缺乏运动、吸烟酗酒等不良生活方式,及高血压、高血糖、高血脂等异常指标因素。后者为不受个人控制的因素,如年龄、性别、家族史等因素。

二是健康管理应体现一、二、三级预防并举。一级预防,即无病防病;二级预防,即疾病早发现、早诊断、早治疗;三级预防,即治病防残。三级预防可以防止疾病导致的伤残和促进功能恢复,提高生存质量,延长寿命,降低病死率。

三是健康管理的服务过程是一个环形运转循环。健康管理的实施环节为通过健康体检和相应的实验室检测指标来监测健康状态变化,进行健康评估和实施健康干预。整个服务过程通过这三个环节不断循环运行,以减少或降低健康危险因素和程度,维持健康水平。

2. 老年人的健康管理值得做吗?

答:随着年龄的增加,人的身体和心理状态会发生变化。一般而言,老年人的体力、精力比成年人要差些,年龄的增加可使躯体功能减退、患病概率增加,甚至失去一定的生产生活能力。正因为老年人健康状况容易出问题,才更需要有效的健康管理来降低健康风险和预防疾病的发生。不能因为老年人健康状况易出问题就放弃不管,任其发展,甚至认为老年就意味着生病和失能。这是关于老年健康认识亟待扭转的误区。

每个人老年时期的健康状态和他一生的生活方式、习惯以及他所生活的社会的经济发展有着密切关系。生活方式和习惯是可以掌控调节的,也就是说老年并不等于疾病,老年并不等于依赖。现在越来越多的老年人可以通过健康管理保持良好的健康状态,通过科学技术的支持享有好的生活质量,很好地享受寿命延长带来的幸福晚年生活。我们每一个人都会变老,纠正我们头脑里关于老年健康的错误认识,做好老年人健康管理,同时也要从现在起做好自我健康管理,我们每一个人都会有健康幸福的晚年。

3. 老年人健康管理做什么?

答:《规范》中明确要求老年人健康管理服务内容为:为辖区内 65 岁及以上老年人每年提供一次健康管理服务,包括生活方式和健康状态评估、体格检查、辅助检查和健康指导。老年人健康管理的服务对象、服务内容、服务要求、服务流程和工作指标构成了老年人健康管理服务规范培训内容,基层医务人员对所有相关内容都应通过培训达到应知应会。通过基层医务人员的服务实践,提高老年人的健康水平。

4. 完整健康体检的标志是什么?

答:健康体检由问诊、体检和辅助检查三部分工作组成,主要目的是采集老年人当前的健康数据,为健康状态评估和指导奠定基础。问诊可以获得老年人生活方式和某些功能状态的信息;体格检查可以获得老年人躯体健康状态数据;辅助检查可进一步提供问诊与体检所不能掌握的血生化、器官形态功能的变化情况。每一步都是不可或缺的,是一整套系统的健康数据采集过程。

健康体检要每年实施一次,形成综合动态的健康数据链,为老年人健康管理工作奠定基础。完整体检的标志:一是按照问诊、体检和辅助检查三部分工作要求进行,不遗漏应采集的项目数据,并有完整的记录;二是坚持每年实施一次,为每位老年人记录下动态的健康状态变化。也就是一要完整,二要随访跟踪。只有达到这两条要求,才是完整的健康体检。

5. 老年人健康状态评估中应注意什么问题?

答:健康状态评估是对健康体检、实验室检测所采集的健康状态相关数据进行综合分析、评价的过程。按照《规范》要求,老年人健康状态评估需关注六个方面:

(1)老年人健康自评情况,从"满意"到"不满意"5 种程度的选择。

(2)生活方式是否健康的评估:包括常见健康风险,如运动、饮食、体重以及老年人特别需要注意的跌倒等方面的风险。

(3)有无常见慢性病症状(24 个症状＋其他)。

(4)现存主要健康问题(6 个常见疾病及系统疾病＋其他)。

(5)目前用药情况(近一年内用的主要药物)。

(6)生活自理能力评估。

评估大都是采用询问的方式进行。对老年人日常生活有没有影响是决定老年人健康状态问题严重程度的主要标准,也是在其后健康指导中所占比重的依据。如果对老年人日常生活和健康状态没有太大的影响,可以告诉老年人和家属要注意的事项,不要让危险因素继续发展;如果已经造成影响,一定要提出干预解决的措施,通过健康指导来完成。

通过健康状态评估,发现健康风险,判定风险程度与后果,决定相应的干预与管理措施。健康状态评估是健康管理的中心环节,总结、分析、提取了健康状态相关信息,作为采取干预管理措施的依据。

6. 健康指导时,应注意的目标人群及相应的指导方法有哪些?

答:健康指导是将健康状态评估发现的健康风险、风险的程度和可能发生的后果以及应对措施告知老年人及其家属,并指导实施的过程。

按照《规范》要求,(1)对患病或发现异常检查结果的老年人的健康指导包括:对发现的高血压、糖尿病患者应纳入慢性病管理;对发现的其他疾病患者应及时治疗或转诊;不论是体检还是辅助检查所发现的异常结果,需定期复查或建议转诊。(2)对危险因素控制方面的健康指导,包括对一般健康生活方式的指导,如适度运动、合理膳食、戒烟减酒、控制体重等,也包括针对老年人特点进行有针对性的指导,特别是70岁以上老年人在防跌倒、防骨质疏松、意外伤害和自救以及认知情感指导方面要重点强调。(3)健康指导的对象不仅仅是老年人,也包括老年人的亲属、邻里,这样才能保证效果。(4)对体检的所有老年人告知预约下次体检时间。

7. 老年人健康管理的工作要求有哪些?

答:《规范》对于老年人健康管理工作提出了四点要求:(1)基本硬件设施要有保障,要具备老年人健康管理工作所需要的基本设备与条件,如检测设备和房屋条件。(2)加强联系与宣传,扩大管理覆盖率,将老年人健康管理这项惠民工程的意义和作用宣传到位,积极与基层地方组织联系,动员安排好辖区内老年人体检与健康管理,使政府惠民举措惠及更多的老年人。(3)按照健康管理具体内容,做好每次健康数据采集的记录,相关数据应记录在居民健康档案内。(4)注意应用中医药方法进行健康指导等,落实《规范》提出的相关工作要求,保证老年人健康管理工作质量与效果不断提升。

8. 如何定义老年人健康管理工作指标?

答:《规范》对于老年人健康管理工作衡量的指标是健康管理率。按照《规范》,老年人健康管理率=年内接受健康管理老年人数/年内辖区内65岁及以上常住居民数×100%。

"接受健康管理"的含义即满足了以下4方面条件:(1)已经在辖区内建立健康档案;(2)接受了体格检查;(3)接受了健康指导;(4)体检表填写完整。

只有全部满足这4个条件者,才可以认定为接受了老年人健康管理。如只在其他医院做了体检,并没有完整的健康信息数据采集,或是没有获得应有的健康指导,都不属于接受健康管理。

9. 老年人不愿意参加体检或是体检不愿意抽血,怎么办?

答:绝大多数老年人是关心自身健康的。因此,有益于自身健康的活动从根本上是受到老年人支持的。在遇到老年人不愿体检或是不愿抽血做检查时,首先要了解情况,搞清楚原因。一般情况下,老年人不愿体检或抽血的原因有:(1)自己有条件体检,不愿重复检查或抽血;(2)年年体检没有见到效果;(3)顾虑抽血对健康不利;(4)行动不便,不愿麻烦家人陪同体检;(5)顾虑体检或抽血发生费用。

以上原因都有可能影响老年人健康管理的依从性,也反映出老年人健康管理的宣传与服务工作以及管理效果不到位等现实情况。对于以上原因,进行有针对性的解释,配合具体的措施(复印体检检测结果、帮助行动不便老人出行、上门体检等),一般可以有效果。真正提高健康管理工作质量,让老年人和其亲属看到健康管理的效果,是提高管理依从性最根本的途径。

10. 如何判断老年人体检的阳性发现以及实验室检测值升高的意义?

答:某项检查或检测指标达到正常值上限时如何解读,是老年人健康管理中常遇到的问题。目前我国尚无分年龄阶段的正常生理值标准,老年人一般采用的是成人生理值标准。但实际情况下,人体生理指标会随着年龄增加有所改变。因此,在解读老年人的检测指标变化时应遵循两个原则:(1)动态比较原则。老年人个体每年进行健康体检,可对所检查检测的指标进行纵向动态比较。如果最近 2～3 年内,同一指标检测值只是波动,并无明确升高或是降低的趋势,该检测指标即使在正常上限附近也没有太大意义。(2)综合比较原则。观察与有所质疑的指标相关的检测指标,如血糖偏高就注意血脂、尿酸等其他代谢指标,如整体代谢相关指标均处在上限要比单一指标处在上限更提示存在风险。

在不能立刻确定检测指标升高是否有风险的情况下,可以采用 3～6 个月内建议复查的方法进一步确定指标升高的意义。这也是健康管理工作的职责。

第四节 本章自测试题及答案

一、填空题

1. 《国家基本公共卫生服务规范(第三版)》明确,每年为老年人提供 1 次健康管理服务,包括＿＿＿＿＿、＿＿＿＿＿、＿＿＿＿＿、＿＿＿＿＿等 4 个部分。

2. 按照《国家基本公共卫生服务规范(第三版)》要求,老年人辅助检查包括＿＿＿、＿＿＿、＿＿＿、＿＿＿、＿＿＿、＿＿＿、＿＿＿、＿＿＿等 8 个项目,缺一不可。

二、单选题

1. 按照《国家基本公共卫生服务规范(第三版)》要求,以下不属于"健康体检表"内容的是 （ ）
   A. 症状　　　　　　　　　B. 一般状况
   C. 残疾情况　　　　　　　D. 脏器功能
   E. 现存主要健康问题筛查

2. 按照《国家基本公共卫生服务规范(第三版)》要求,老年人健康管理服务规范的服务对象是 （ ）
   A. 辖区内居民　　　　　　B. 辖区内 65 岁及以上常住居民
   C. 辖区内常住居民　　　　D. 辖区内 60 岁及以上常住居民

三、多选题

1. 老年人健康管理服务规范服务内容有 （ ）
   - A. 每年进行 1 次老年人健康管理
   - B. 生活方式和健康状况评估
   - C. 体格检查
   - D. 辅助检查
   - E. 告知居民健康体检结果并进行相应干预

2. 老年人健康管理服务规范考核指标有 （ ）
   - A. 老年居民死亡率
   - B. 老年居民健康管理率
   - C. 健康体检表完整率
   - D. 老年居民空巢率
   - E. 老年居民患病率

3. 以下哪些是老年人健康体检的免费辅助检查项目 （ ）
   - A. 血常规
   - B. 心电图
   - C. 空腹血糖
   - D. 肝功能
   - E. 肾功能

4. 老年人生活自理能力评估表把老年人的自理能力分为哪几个等级 （ ）
   - A. 可自理
   - B. 轻度依赖
   - C. 中度依赖
   - D. 不能自理

5. 按照《国家基本公共卫生服务规范(第三版)》要求,健康指导中危险因素控制的内容是 （ ）
   - A. 戒烟
   - B. 健康饮酒
   - C. 发放宣传材料
   - D. 改善环境
   - E. 减体重

6. 按照《国家基本公共卫生服务规范(第三版)》要求,以下哪些项目是"老年人生活自理能力评估表"评估的内容 （ ）
   - A. 进餐
   - B. 识字
   - C. 如厕
   - D. 梳洗
   - E. 辨物

参考答案

一、填空题

1. 生活方式和健康状况评估　体格检查　辅助检查　健康指导　2. 血常规　尿常规　肝功能 3 项　肾功能 2 项　空腹血糖　血脂 4 项　心电图　腹部 B 超(肝胆脾胰)

二、单选题

1. C　2. B

三、多选题

1. ABCDE　2. BC　3. ABCDE　4. ABCD　5. ABE　6. ACD

第九章
高血压患者健康管理

导 语

本章节主要围绕《国家基本公共卫生服务规范(第三版)》高血压患者健康管理服务规范相关要点及绩效评价考核内容,针对日常管理工作,从报表填报、健康管理完成率、规范管理率、控制率以及满意度和知晓度等多个角度,就现场考核要点、考核流程、评分方式及相关疑问解答等内容展开编写。

第一节 绩效评价相关要点

一、高血压的定义

1. 在未使用降压药物的情况下,非同日 3 次测量诊室血压,收缩压≥140 mmHg 和(或)舒张压≥90 mmHg。收缩压≥140 mmHg 和 舒张压<90 mmHg 为单纯收缩期高血压。

2. 患者既往有高血压史,目前正在使用降压药物,血压虽然低于 140/90 mmHg,仍应诊断为高血压。

二、管理对象

辖区内 35 岁及以上常住居民中原发性高血压患者。

1. 凡是在辖区内居住半年以上的户籍及非户籍居民中,35 岁及以上的原发性高血压患者,均为管理对象。强调实际在本辖区居住及高血压为原发性,继发性高血压患者即使在本辖区居住,也不纳入管理。

2. 临时(一般不超过半年)外出的居民,可在回本辖区居住后继续管理。

3. 高血压患者在管理期间失访、死亡或者迁出,按照规范要求,在个人信息表和随访记录表中具体说明,终止档案。

三、高血压患者随访流程图

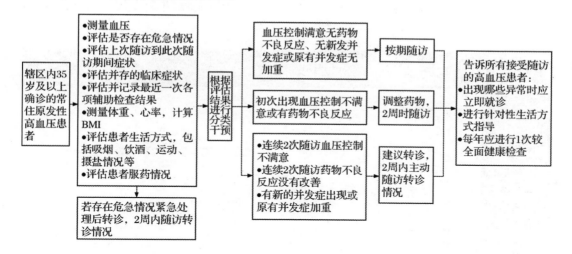

四、服务要求

1. 高血压患者的健康管理由医生负责，应与门诊服务相结合，对未能按照管理要求接受随访的患者，乡镇卫生院、村卫生室、社区卫生服务中心（站）医务人员应主动与患者联系，保证管理的连续性，年度至少完成 4 次面对面随访和 1 次健康体检。

2. 随访包括预约患者到门诊就诊、电话追踪和家庭访视等方式。

五、基本公共卫生服务项目报表

基本公共卫生服务项目报表每年通过国家基本公共卫生服务项目管理信息系统上报，上报频次为一年两次，年中上报自然年度 1 月 1 日至 6 月 30 日管理数据，年终上报自然年度数据。由社区卫生服务中心上报，依次通过区、市、省三级审核后正式上报至国家基本公共卫生服务项目管理信息系统，数据一经上报不可更改。

1. 年内辖区内高血压患者应管理人数（人）：依据当年《关于做好××××年国家基本公共卫生服务项目工作的通知》文件中规定的高血压患者管理任务数填报。

2. 年内辖区内已管理的高血压患者人数：从年初到统计时间点，接受过 1 次及以上随访的高血压患者人数。

3. 按照规范要求进行高血压患者健康管理的人数（人）：从年初到统计时间点，按照规范要求进行高血压患者健康管理的人数。其中按规范要求的界定：第 N 季度报指从年初到统计时间点随访 N 次及以上即认为规范管理；第一、二次年报指从年初到统计时间点完成 4 次随访和 1 次健康体检即认为是规范管理。

4. 高血压患者规范管理率（％）：按照规范要求进行高血压患者健康管理的人数/年内辖区内已管理的高血压患者人数×100％

5. 最近一次随访血压达标人数（人）：最近一次随访血压指的是按照规范要求最近一次随访的血压，若失访则判断为未达标，血压控制是指收缩压＜140 mmHg 和舒张压＜

90 mmHg(65 岁及以上患者收缩压＜150 mmHg 和舒张压＜90 mmHg)，即收缩压和舒张压同时达标。

6. 管理人群血压控制率(％)：最近一次随访血压达标人数/年内辖区内已管理的高血压患者人数×100％。

	省	市	县	乡	年内辖区内高血压患者应管理人数(人)	年内辖区内已管理的高血压患者人数(人)	在基层医疗卫生机构按照规范要求提供血压者健康管理服务的人数(人)	高血压患者基层规范管理服务率(%)	最近一次随访血压达标人数(人)	管理人群血压控制率(%)
1	江苏省	南京市	玄武区	新街口社区卫生服务中心	4000	4000	3228	80.70%	2450	61.25%
2	江苏省	南京市	玄武区	兰园社区卫生服务中心	5900	5900	4726	80.10%	4602	78.00%
3	江苏省	南京市	玄武区	同仁街社区卫生服务中心	4800	4800	4150	86.46%	2903	60.48%
4	江苏省	南京市	玄武区	锁金村社区卫生服务中心	5400	5400	4012	74.30%	3015	55.83%
5	江苏省	南京市	玄武区	后宰门社区卫生服务中心	4500	4500	3825	85.00%	3015	67.00%
6	江苏省	南京市	玄武区	玄武社区卫生服务中心	3100	3100	2614	84.32%	1904	61.42%
7	江苏省	南京市	玄武区	玄武门社区卫生服务中心	4600	4600	3765	81.85%	2371	51.54%
8	江苏省	南京市	玄武区	红山社区卫生服务中心	5720	5720	4635	81.03%	3433	60.02%
9	江苏省	南京市	玄武区	孝陵卫社区卫生服务中心	4280	4280	3050	71.26%	2702	63.13%
10	江苏省	南京市	玄武区	纬武门社区卫生服务中心	1800	1800	1321	73.39%	968	53.78%
11	江苏省	南京市	玄武区		44100	44100	35326	80.10%	27363	62.05%
12	江苏省	南京市	秦淮区	南京市秦淮区止马营社区卫生服务中心	3815	3342	2075	62.09%	2007	60.05%
13	江苏省	南京市	秦淮区	南京市秦淮区朝天宫社区卫生服务中心	5617	3910	2536	64.86%	2378	60.82%
14	江苏省	南京市	秦淮区	南京市秦淮区洪海路社区卫生服务中心	5297	5300	3867	72.96%	3180	60.00%

六、现场评价指标

基本公共卫生服务高血压患者健康管理绩效现场评价，针对项目执行和项目效果，主要结合基本公共卫生服务半年度报表和年度报表。项目执行涉及指标慢性病患者健康管理，包括高血压患者健康管理率及高血压患者规范管理率。项目效果涉及重点人群管理效果，考核指标为高血压患者血压控制率及满意度和知晓率(各指标定义见上文，现场考核评价流程及方法见第二节)。

第二节　现场考核评价流程及方法

高血压患者健康管理绩效评价现场考核，项目区抽取若干家基层医疗卫生机构开展评价，由项目区提供人口统计学资料、基本公共卫生服务项目报表，结合区域医疗卫生服务机构管理信息系统，通过现场查阅资料、实地核查、人员访谈、问卷调查、核对信息化平台数据等形式开展。

一、健康管理率

（一）评价对象

绩效考核评价对象为随机抽取的项目区内社区卫生服务中心(站)。

（二）指标说明

年度健康管理的人数占分配任务数的比例,反映高血压患者健康管理服务任务完成情况。

（三）数据资料来源

1. 项目区考核年度全区、各基层医疗卫生机构高血压患者健康管理人数和分配任务数。

2. 基层医疗卫生机构提供高血压患者健康管理档案及记录。

3. 根据年度绩效评价方案,每个机构随机抽取若干份高血压患者健康管理档案,核查是否为有效档案。

（四）评分标准

1. 现场考核:得分＝高血压患者健康管理率/100％×权重分,管理率≥100％的得满分。

2. 复核得分

1) 方式一:比较机构上报"高血压患者健康管理人数"与现场复核结果,得分＝5％/误差×权重分,误差＜5％,指标复核得满分。

2) 方式二:比较项目区上报"高血压患者健康管理人数"与机构有效率校正的项目区健康管理人数,得分＝5％/误差×权重分,误差＜5％,指标复核得满分。

（五）现场考核评价流程及方法

1. 有效档案

1) 定义:有效档案指从考核年度年初到考核统计时间点,接受过1次及以上面对面随访的高血压患者人数。

2) 考核方法:基层医疗卫生机构登录区域医疗卫生服务机构管理信息系统,在高血压患者管理界面,设置查询条件"随访日期"为考核年度1月1日至统计时间点,获得信息平台内本机构考核时间段管理的患者数。根据系统获得的管理患者数,按照随机抽样的方法(如等间距抽样),抽取若干份患者档案,核查年度内是否接受过1次随访,计算有效率。有效率＝有效档案/抽取档案数×100％。计算报表与现场复核的误差,误差＝|(有效率×机构/项目区系统获得的管理患者数－机构/项目区上报管理人数)/(机构/项目区上报管理人数)|×100％。

2. 健康管理率计算公式

健康管理率＝系统获得的管理患者数×有效率/分配任务数×100％

【示例】

2022年度某地开展年度基本公共卫生服务项目绩效评价,随机抽取某社区卫生服务中心,辖区当年分配的高血压患者管理任务数为1 450人,机构上报"高血压患者健康管理人数"为1 550人。登录区域卫生信息平台,设置随访日期为2022年1月1日—2022年12月31日,系统显示筛选管理高血压患者1 580人。根据已管理人数,每间隔75人抽取一名在管高血压患者档案,核查 2022 年是否有随访记录,共抽取 20 份档案,核查结果有效档案 19 份。

有效率:19/20×100％＝95％

误差:|(95％×1 580－1 550)/1 550|×100％＝3.16％,误差＜5％,指标复核得满分

健康管理率:1 580×95％/1 450×100％＝103.52％,管理率≥100％,得满分

二、规范管理率

（一）评价对象

绩效考核评价对象为随机抽取的项目区内社区卫生服务中心(站)。

（二）指标说明

基层医疗卫生机构已管理的高血压患者按国家基本公共卫生服务规范管理情况,反映高血压患者健康管理服务的质量。同时,核实高血压患者管理服务的真实性。

（三）数据资料来源

1. 区级提供的年度全区各基层医疗卫生机构的高血压患者基层规范管理率。

2. 基层医疗卫生机构的高血压患者健康管理档案以及现场核查收集的信息。根据年度绩效评价方案,每个机构随机抽查若干份档案,核查规范性。

3. 每个机构随机抽查若干份不失访高血压患者健康管理档案,通过入户访谈或电话访谈,核对档案真实性。

（四）评分标准

1. 现场考核:得分＝抽查的高血压患者规范管理率/年度绩效目标值×权重分,抽查的高血压患者规范管理率≥年度绩效目标值得满分。

2. 健康管理服务真实性:如发现不真实健康管理倒扣分,每发现 1 例扣 1 分,扣完为止。

（五）现场考核评价流程及方法

1. 规范性

1）随访:根据系统获得的管理患者数,按照随机抽样的方法(如等间距抽样),抽取若干份患者档案。根据《国家基本公共卫生服务规范(第三版)》,核查抽取的患者档案是否按规范进行随访以及随访表填写是否规范。

（1）按照建档时间,统计时间点记录中随访次数,达到第三版国家规范要求频次视为合格(满足年度内至少 4 次面对面随访)。"面对面随访"要求医务人员与患者见面,直接询问、检查和干预指导,应每季度随访一次(每季度随访基本相隔 3 个月,有利于提高患者依从性及服务满意度)。

（2）对第一次出现血压控制不满意的随访记录,核查是否在 2 周内及时增加随访。

（3）统计时间点随访记录中,对连续两次血压控制不满意的患者,核查是否按国家规范要求建议转诊,并核查首次转诊后是否在 2 周内及时增加随访。

【示例】

2022 年度某地某社区卫生服务中心对辖区管理的高血压患者张某(男,50 岁)进行随访。第一季度 1 月 15 日面对面随访,测量张某血压值为 145/92 mmHg,此次随访分类为血压控制不满意,随访医生于 1 月 26 日(首次控制不满意后 2 周内)增加电话随访,再次测量血压值为 140/95 mmHg,此次随访分类为血压控制不满意,并转诊,转诊原因为连续两次血

压控制不满意。2月7日(转诊后2周内)再次主动电话随访患者血压,得知当天患者自测血压值为130/85 mmHg,此次随访分类为控制满意。第二季度4月10日面对面随访,测量血压值为132/80 mmHg,此次随访分类为血压控制满意。第三季度8月20日面对面随访,测量血压值为128/75 mmHg,此次随访分类为血压控制满意。第四季度11月8日面对面随访,测量血压值为132/85 mmHg,此次随访分类为血压控制满意。

(4)随访表填写问题:统计时间点最后1次随访记录中是否存在填写空项、漏项或错项的栏目,空项、漏项或错项在2项及以上或血压值未填均为不规范。核查项目包括:① 随访日期:核查随访日期填写是否正确,是否符合本次统计时间点随访频次的要求;② 症状:对比统计时间点最后1次随访记录症状与上次随访记录,若出现新的并发症或原有并发症加重,核查是否转诊,并于2周内主动随访;③ 血压:高血压患者随访服务记录表血压为必填项,若未填写,则判定为不规范;④ 生活方式指导:核查是否根据患者实际情况有针对性进行个性化指导,斜线前填写目前情况,斜线后填写下次随访目标值;⑤ 服药依从性:核查服药依从性与用药情况逻辑关系;⑥ 此次随访分类:核查根据此次随访血压值的情况选择的分类结果是否正确;⑦ 用药情况:核查药品化学名填写是否正确,用法、用量是否写明;⑧ 随访医生签名:必填项。

(5)高血压患者健康管理随访记录规范性判断标准

序号	规范性判断标准
1	按照建档时间,截至统计时间点记录中随访次数: ① 达到第三版国家规范要求频次 ② 没有达到第三版国家规范要求频次(视为**不合格**)
2	截至统计时间点最后1次随访记录中填写空项、漏项或错项的栏目 (可多选,空项、漏项或错项在2项及以上,或血压值未填为**不合格**) ① 随访日期　② 症状　③ 血压　④ 生活方式指导　⑤ 服药依从性　⑥ 此次随访分类 ⑦ 用药情况　⑧ 随访医生签名
3	截至统计时间点随访记录中,对连续两次血压控制不满意的患者是否按国家规范要求建议转诊: ① 是　② 否(视为**不合格**)

2)体检:年终绩效评价要求抽取若干份患者档案,核查年度内是否接受过1次慢性病体检;其他统计时间点考核评价,慢性病体检不做要求。如管理对象既是高血压患者,又是社区65岁及以上老年人,参加同期(当年度)老年人体检的记录可作为年度慢性病体检记录,无须重复体检。根据《国家基本公共卫生服务规范(第三版)》要求,判断健康体检记录是否规范。

(1)核查年度内是否接受过1次健康体检。

(2)核查体检表中血压是否测量。

(3)现存主要健康问题:针对患者实际情况选择现在存在的主要健康问题进行填写,注意高血压患者现存主要健康问题中高血压必填。

(4)健康评价:无异常是指针对本次体检,无新发疾病,原有疾病控制良好、无加重或进展,则体检无异常结果。否则为有异常,需填写具体异常情况(指标),重点需关注本次体检血压值、体重指数值、腰围值、血糖值等指标。

（5）健康指导：健康体检后无论是原管理的患者，或者是新发现的明确诊断的高血压患者，均应纳入慢性病患者管理。根据患者生活方式（如吸烟、饮酒、饮食和运动等）及体检情况（如超重肥胖、腰围超标等），提出合理且有针对性的危险因素控制建议。

（6）高血压患者健康管理体检记录规范性判断标准

序号	规范性判断标准
1	年度健康体检记录： （可多选，除①以外，出现下列任何一种情况均视为不合格） ① 有 ② 有，未测量血压 ③ 有，现存主要健康问题未填写 ④ 有，健康评价错误 ⑤ 有，危险因素控制不正确 ⑥ 年度没有体检

2. 真实性

1）根据系统获得的管理患者数，按照随机抽样的方法（如等间距抽样），抽取若干份不失访的高血压患者档案。

2）通过入户访谈、电话访谈等方式开展，核实档案真实性。

3）真实性核查要点：核查抽取的档案患者是否失访。若调查对象未失访，继续核查患病情况、健康体检、季度随访（接受随访的方式、随访表各条目）、服务是否免费等与健康档案记录是否相符（详见高血压患者真实性与血压控制情况核查工具表）。对比死亡信息数据，核查是否存在患者死亡后仍存在随访管理的情况。

序号	高血压患者健康管理真实性和血压控制情况核查工具表	回答
	问题	
1	**基础资料**	
1.1	档案编号：	
1.2	姓名：	
1.3	性别：① 男 ② 女	
1.4	联系方式：	
1.5	居住地：_____区_____乡镇（社区）_____街道（居委会/村）	
1.6	联系结果： ① 联系上，接受访谈（不失访，继续问卷） ② 联系上，不接受访谈（失访，结束问卷） ③ 未联系上（失访，结束问卷） ④ 未联系上，电话错号/不存在（失访，结束问卷）	
2	**高血压患者健康管理档案真实性**	
2.1	回答问题者与核查对象的关系：① 本人 ② 家属	
2.2	您知道自己/核查对象患有什么慢性病吗？ （例如：您以前知道自己血压高吗？什么时候知道的？怎么诊断的？血压高到多少？还有其他的疾病吗？） ① 高血压 ② 高血压和糖尿病 ③ 高血压和其他疾病 ④ 无高血压（认为不真实，结束问卷） ⑤ 不知道（失访，结束问卷）	

续表

高血压患者健康管理真实性和血压控制情况核查工具表		
序号	问题	回答
2.3	在过去一年中,基层医疗卫生机构为您做了体检或者有医生到家里为您体检过吗? (例如:××××年您到基层医疗卫生机构或医院体检过吗?大概检查了什么内容? 为什么没有做体检?) ① 体检过　② 没有体检,没有人告知　③ 没有体检,知道有,但没时间或觉得没必要 ④ 没有体检,其他原因:_____ ⑤ 记不清(失访,结束问卷)	
2.4	在过去一年中,基层医疗卫生机构或者有医生来为您进行过随访吗? (EG:××××年您接受过随访吗?在哪里做的随访?测血压、生活方式指导、用药 记录了吗?为什么没有做随访) ① 随访过　② 没有随访,不知道有　③ 没有随访,知道有,但没时间或觉得没必要 ④ 没有随访,其他原因:_____ ⑤ 记不清(失访,结束问卷)	
2.5	这些健康检查、随访服务是免费的吗? ① 是　② 不是(收费金额_____元,收费原因:_____) ③ 不清楚	
2.6	您是从什么渠道得知这些服务的?(可多选) ① 报纸、电视、广播　② 基层医疗卫生机构宣传栏、宣传单　③ 社区宣传栏或告示 ④ 健康宣传活动　⑤ 医务人员入户宣传　⑥ 互联网等其他途径 ⑦ 其他(请注明:_____)	
3	核查结果	
3.1	与健康档案记录的核对情况: ① 相符(跳转到3.3)　② 存在不相符的情况(有1项不符,即不真实)	
3.2	与健康档案记录不符的内容(可多选): ① 未体检,有体检记录　② 未随访,有随访记录	
3.3	现场测量血压值:_____mmHg	
3.4	××××年最后一次随访记录的血压值:_____mmHg	
3.5	访谈基础情况: ① 不失访　② 失访　③失访,电话错号/电话不存在	
3.6	真实性核查:① 真实　② 不真实	
3.7	高血压患者血压控制情况:① 达标　② 不达标	
3.8	真实档案中,按照档案记录,××××年最后一次随访血压控制情况: ① 达标　② 不达标	

3. 规范管理率计算公式

抽查的高血压患者规范管理率＝规范管理的档案数/抽查的档案数×100％。

【示例】

2022年度某地开展年度基本公共卫生服务项目绩效评价,规范管理率目标值为62％,权重分为4分,随机抽取某社区卫生服务中心,登录区域卫生信息平台,设置随访日期为2022年1月1日—2022年12月31日,系统显示筛选管理高血压患者1 580人。根据已管理人数,每间隔150人抽取一名在管高血压患者档案,共抽取10份档案,核查是否规范管理。核查结果:电话核实1人否认患病,1人年度第三季度和第四季度未随访,1人年度未体检,1人年度最后1次随访记录随访分类不正确。判定结果为不真实1例,管理不规范3例。

抽查的规范管理率:7/10×100%=70%≥62%,得满分4分。

真实性:不真实1例,扣1分。

规范管理率现场考核得分:4-1=3(分)。

三、血压控制率

（一）评价对象

绩效考核评价对象为随机抽取的项目区内社区卫生服务中心（站）。

（二）指标说明

基层医疗卫生机构已管理的高血压患者中最近一次随访的血压控制达标人数的比例,反映健康管理服务对患者病情控制的效果。抽查的高血压患者血压控制率＝最近一次年内随访血压达标人数/抽查的年内已管理高血压人数×100%。

（三）数据资料来源

1. 基层医疗卫生机构提供高血压患者健康管理档案、随访记录。

2. 根据年度绩效评价方案,每个机构抽取若干份已管理的高血压患者,核实患者档案中最近一次随访记录的血压情况或现场测量获取。

（四）评分标准

得分＝抽查的高血压患者血压控制率/年度绩效目标值×权重分,抽查的高血压患者血压控制率≥年度绩效目标值,则现场考核得满分。

（五）现场考核评价流程及方法

1. 根据系统获得的管理患者数,按照随机抽样的方法（如等间距抽样）,抽取若干份不失访的高血压患者档案。

2. 记录或现场测量获得患者血压值,计算高血压患者血压控制率。血压控制是指收缩压<140 mmHg和舒张压<90 mmHg（65岁及以上患者收缩压<150 mmHg和舒张压<90 mmHg）,即收缩压和舒张压同时达标。

3. 核实的高血压患者血压控制率＝血压控制达标人数/抽查档案数×100%。

【示例】

2022年度某地开展年度基本公共卫生服务项目绩效评价,血压控制率目标值为40%,权重分为3分,随机抽取某社区卫生服务中心,登录区域卫生信息平台,设置随访日期为2022年1月1日—2022年12月31日,系统显示筛选管理高血压患者1 580人。根据已管理人数,每间隔150人抽取一名在管高血压患者档案,共抽取10份档案,记录年度最后一次随访血压值,判断血压值是否达标,核查结果为共6人血压值达标。

血压控制率:6/10×100%=60%≥40%,得满分。

四、服务项目知晓率和满意度

（一）评价对象

卫生健康部门。

（二）指标说明

1. 服务知晓率:了解区居民对基本公共卫生服务项目有关服务的知晓程度,以及对有关健康知识的知晓程度,重点调查接受基本公共卫生服务的重点人群。

2. 居民综合满意度:了解区居民对所获得的基本公共卫生服务的满意程度,包括服务态度、方便性、及时性、服务质量等,重点调查接受基本公共卫生服务的重点人群。

（三）数据资料来源

在核查高血压患者服务真实性的同时调查知晓率和满意度,同时机构门诊随机调查若干名门诊或者住院病人进行知晓率满意度调查。

（四）评分标准

1. 服务知晓率:得分＝居民知晓率×权重分。居民知晓率＝知晓率调查得分/知晓率调查应得总分,≥90%得满分,<70%不得分。

2. 居民综合满意度:得分＝居民满意度×权重分。居民满意率＝满意度调查得分/满意度调查应得总分,≥90%得满分,<70%不得分。

（五）现场考核评价流程及方法

1. 从机构管理的高血压人群中随机抽取若干人电话或面对面进行知晓率和满意度调查,知晓率和满意度各分配权重分。计算知晓率、满意度各自平均分。若平均分≥90,得满分;若平均分<70,得0分;若70≤平均分<90,则按比例计算得分(平均分/90×权重分)。

2. 重点人群项目知晓率及满意度调查问卷

序号	问题	回答
2	**服务知晓情况**	
2.1	您知道国家能为您**免费**提供一些卫生服务吗?（满分为3分,选①得3分） ① 知道　② 不知道　③ 不知道还有免费服务	
2.2	您知道您可以**免费**得到哪些服务吗?（选⑩、⑪不得分。满分为3分,慢性病患者选⑥、⑦、⑧,每个1分） ① 早孕建册　② 孕期检查　③ 产后访视　④ 打疫苗(预防接种)　⑤ 儿童定期检查(新生儿访视)　⑥ 定期测量血压、血糖　⑦ 健康体检　⑧ 健康教育　⑨ 健康档案或其他服务(请注明:　　　　　)　⑩ 知道有服务,但不知道是免费的　⑪ 不知道有哪些服务	
2.3	您知道可以从哪些机构**免费**得到这些服务吗?（除⑦以外,其他选项可多选。满分为4分,选项中包括①、②、③、④、⑤、⑥任一项,得4分） ① 社区卫生服务中心(站)　② 乡镇卫生院　③ 村卫生室(村医)　④ 妇幼保健机构(产妇)　⑤ 疾控中心(儿童家长)　⑥ 医院(产妇、儿童家长)　⑦ 不知道	
2.4	您从什么渠道得知可以免费得到这些服务的?（可多选） ① 报纸　② 电视或/和广播　③ 基层医疗卫生机构宣传栏　④ 社区宣传栏或告示　⑤ 宣传活动　⑥ 宣传单或宣传册　⑦ 各类广告　⑧ 手机短信/微信　⑨ 医生/村医电话通知　⑩ 听别人告诉　⑪ 其他(请注明　　　　　　　　)	
	知晓率实际得分(满分10分)	
3	**综合满意度(每题2分,选A得2分,选B得1.5分,选C得1分,选D不得分)**	
3.1	您觉得在该社区卫生服务中心/卫生院接受服务方便吗? A. 非常方便　B. 方便　C. 一般　D. 不方便	
3.2	您对该社区卫生服务中心/卫生院(服务团队)服务态度满意吗? A. 非常满意　B. 满意　C. 一般　D. 不满意	
3.3	您对本地的社区卫生服务中心/乡镇卫生院/村医提供这些服务技术水平满意吗? A. 非常满意　B. 满意　C. 一般　D. 不满意	

3.4	您对该社区卫生服务中心/卫生院卫生服务的总体满意度如何? A. 非常满意　B. 满意　C. 一般　D. 不满意	
3.5	您认为本地的社区卫生服务中心/乡镇卫生院/村医提供的这些服务有用吗? A. 非常有用　B. 有用　C. 一般　D. 没有用	
3.6	您对基本公共卫生服务项目有什么其他的意见吗?	
综合满意度实际得分(每题 2 分,满分 10 分)		

第三节　相关疑问解答

1. 对同时患高血压和糖尿病的老年人分类干预时,治疗目标哪个更优先?

答:患者血压控制首先应达到 150/90 mmHg。如果患者能耐受就往下降,同时达到糖尿病要求的水平更合理。这个过程中,主要看患者能不能耐受。

2. 第二次血压控制不满意,建议转诊而未转诊,是不是一直要随访下去?

答:如果偶尔一次血压控制不满意,可以按要求随访,备注清楚。如果第二次随访仍未控制住,转诊又不去,应与患者做适当解释要转诊治疗,还是希望能把血压控制好;如血压恢复到合理水平,就可步入常规随访状态。如果短期一两次波动,可以在本机构处理,做必要调整;长期不达标,必须要转诊。

3. 老年人收缩压 160 mmHg 且能耐受的情况下,算控制满意吗?

答:大于 65 岁的老年人,血压控制目标水平为＜150/90 mmHg。如收缩压降至160 mmHg 且能够耐受,要求进一步降至 150 mmHg 以下,只有这样才算控制满意。

4. 通过改善生活方式,不服药也能够把血压控制好,需要继续开药吗?

答:高血压患者是要终身治疗,但并不是终身吃药。在血压达到目标水平后,可以尝试减药乃至逐步停药。如果停药后仍然不反弹,可以不再服药。但要监测血压水平,必要时根据血压水平再决定是否服药。

5. 如 65 岁及以上的老年高血压患者没有做辅助检查,算不算高血压患者规范管理?

答:《国家基本公共卫生服务规范(第三版)》对高血压患者的年度健康体检内容作了明确的规定,辅助检查项目不属于高血压患者体检免费检查项目,不是必须要做的。因此,对于老年高血压患者,如进行高血压患者健康管理的体检评估,完成了《规范》对高血压患者的体检要求,就算合格。如果进行老年人健康管理体检评估,就应按老年人健康管理的要求完成。

6. 门诊筛查时,如患者血压水平略高于达标水平是否建议转诊?

答:如果门诊筛查,非同日 3 次测量血压,血压均略高于达标水平(如收缩压 142 mmHg),即使只差 2 mmHg 的情况,确实属于没有达到要求水平,应按《规范》严格执行,建议患者转诊。

7. 在高血压患者随访表中,摄盐情况是个人感觉咸淡,还是应有一个目标? 如现在口味不那么重了,是否可以认为摄盐量减少了?

答:表格中的咸淡是指患者的自我口味。按照要求,成人日摄盐量要低于 6 g,在执行时要逐步达到这一目标。如以前口味比较重,而现在口味不那么重了,可以认为是摄盐量减少了。重在动态观察,口味的改变也是摄盐量改变的指标。

8. 每年四次面对面随访,是每个季度一次吗? 对冬季迁徙的患者该如何完成面对面随访?

答:每年四次面对面随访,即至少每个季度随访一次,而且最好为等时间距离的随访。短期随访不到,可等患者回到当地后再纳入慢性病管理,进行面对面随访。如果是长期(>6 个月以上)迁徙到外地居住,要标注说明,本地不再管理。

9. 经济条件差的患者往往依从性差,血压控制不好,怎么办?

答:应该加强教育,解释高血压的危害及控制的必要性,提高依从性。降压药物绝大多数在医保报销范围之内,个人支付的比例较低。在开具处方时要与患者沟通,了解支付能力,尽可能选择价格低、疗效肯定的药物。

10. 高龄老年患者的收缩压控制在 150 mmHg 且可以耐受,也须进一步控制在 140 mmHg 以内吗?

答:高龄老年患者,尤其是合并颅内动脉狭窄者,血压不应该控制得过低,以避免脑供血不足。因此,维持在 150/90 mmHg 以下较为适宜。如果能够耐受,也可考虑进一步降低。

第四节　本章自测试题及答案

一、判断题

1. 《国家基本公共卫生服务规范(第三版)》明确,高血压患者管理服务对象是 35 岁及以上的原发性高血压患者。　　　　　　　　　　　　　　　　　　　　(　　)

2. 按照《国家基本公共卫生服务规范(第三版)》要求,高血压患者健康管理的服务内容包括筛查、随访评估、分类干预和健康体检。　　　　　　　　　　　　(　　)

3. 按照《国家基本公共卫生服务规范(第三版)》要求,对辖区内 35 岁及以上常住居民,每半年为其免费测量一次血压(非同日三次测量)。　　　　　　　　　(　　)

4. 血压正常高值的范围为收缩压 130～139 mmHg 和(或)舒张压 80～89 mmHg。　(　　)

5. 测量血压若出现收缩压≥180 mmHg 和(或)舒张压≥110 mmHg,须在处理后紧急转诊。　　　　　　　　　　　　　　　　　　　　　　　　　　　　(　　)

二、单选题

1. 高血压的诊断标准中血压值应为　　　　　　　　　　　　　　　　　(　　)

　　A. 收缩压≥140 mmHg 和(或)舒张压≥90 mmHg

　　B. 收缩压≥140 mmHg 和(或)舒张压≤90 mmHg

　　C. 收缩压≤140 mmHg 和(或)舒张压≥90 mmHg

　　D. 收缩压≤140 mmHg 和(或)舒张压≤90 mmHg

2. 筛查出的高血压高危人群,建议(　　　　)至少测量一次血压　　　(　　)

　　A. 2 个月　　　　　　B. 3 个月　　　　　　C. 半年　　　　　　D. 一年

3. 对原发性高血压患者,每年要提供至少(　　)次面对面的随访　　　　　(　　)

    A. 1　　　　　　　　B. 2　　　　　　　　C. 3　　　　　　　　D. 4

4. 对于紧急转诊的高血压患者,乡镇卫生院、村卫生室、社区卫生服务中心(站)应在(　　)周内主动随访转诊情况　　　　　(　　)

    A. 1　　　　　　　　B. 2　　　　　　　　C. 3　　　　　　　　D. 4

5. 对第一次出现血压控制不满意或出现药物不良反应的患者,应在(　　)周内随访　　　　　(　　)

    A. 1　　　　　　　　B. 2　　　　　　　　C. 3　　　　　　　　D. 4

三、多选题

1. 高血压的高危人群包括　　　　　(　　)

    A. 血压高值(收缩压 130～139 mmHg 和/或舒张压 85～89 mmHg)

    B. 超重或肥胖,和(或)腹型肥胖

    C. 高血压家族史(一、二级亲属)

    D. 长期膳食高盐

    E. 长期过量饮酒

    F. 年龄≥55 岁

2. 高血压患者的健康管理随访包括　　　　　(　　)

    A. 门诊就诊　　　　B. 电话追踪　　　　C. 家庭访视　　　　D. 体格检查

3. 高血压患者的随访评估包括　　　　　(　　)

    A. 测量血压并评估是否存在危急情况　　　B. 询问上次随访到此次随访期间的症状

    C. 测量体重、心率　　　　D. 询问疾病情况和生活方式

    E. 了解患者服药情况

4. 血压控制满意的标准是　　　　　(　　)

    A. 一般高血压患者血压降至 140/90 mmHg 以下

    B. ≥65 岁老年高血压患者的血压降至 140/90 mmHg 以下

    C. ≥65 岁老年高血压患者的血压降至 150/90 mmHg 以下

    D. 一般糖尿病或慢性肾脏病患者可在 140/90 mmHg 基础上适当降低

5. 高血压患者健康管理需转诊的情况包括　　　　　(　　)

    A. 连续两次出现血压控制不满意　　　B. 药物不良反应难以控制

    C. 出现新的并发症　　　　D. 原有并发症加重

参考答案

一、判断题

1. √　**2.** √　**3.** ×　**4.** ×　**5.** √

二、单选题

1. A　**2.** C　**3.** D　**4.** B　**5.** B

三、多选题

1. ABCDEF　**2.** ABC　**3.** ABCDE　**4.** ACD　**5.** ABCD

第十章

糖尿病患者健康管理

导　语

　　本章节主要围绕《国家基本公共卫生服务规范(第三版)》糖尿病患者健康管理服务规范相关要点及绩效评价考核内容,针对日常管理工作,从报表填报、健康管理完成率、规范管理率、控制率以及满意度和知晓度等多个角度,就现场考核要点、考核流程、评分方式及相关疑问解答等内容展开编写。

第一节　绩效评价相关要点

一、糖尿病的诊断

　　目前我国糖尿病的诊断采用世界卫生组织(WHO)1999 年标准,以静脉血浆血糖为依据,毛细血管血糖值仅作为参考。空腹血浆葡萄糖(FPG)或 75 g OGTT 2h 血浆葡萄糖(2h PG)值可单独用于流行病学调查或人群筛查。理想的调查是同时检查 FPG 及 2h PG。

　　糖尿病的诊断标准:(1) 具有典型糖尿病症状(烦渴多饮、多尿、多食、不明原因的体重下降)且随机静脉血浆葡萄糖≥11.1 mmol/L 或(2)空腹静脉血浆葡萄糖(FPG)≥7.0 mmol/L 或(3) 口服葡萄糖耐量试验(OGTT)2h 血浆葡萄糖≥11.1 mmol/L。

二、管理对象

　　辖区内 35 岁及以上常住居民中 2 型糖尿病患者。

　　1. 凡是在辖区内居住半年以上的户籍及非户籍居民中,35 岁及以上的 2 型糖尿病患者,均为管理对象。强调实际在本辖区居住及 2 型糖尿病,其他类型糖尿病患者即使在本辖区居住,也不纳入管理。

　　2. 临时(一般不超过半年)外出的居民,可在回本辖区居住后继续管理。

　　3. 2 型糖尿病患者在管理期间失访、死亡或者迁出,按照规范要求,在个人信息表和随访记录表中具体说明,终止档案。

三、糖尿病患者随访流程图

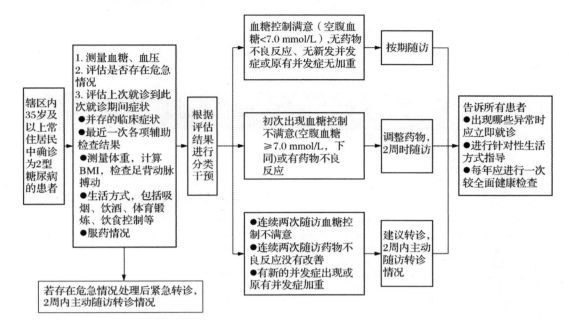

四、服务要求

1. 2型糖尿病患者的健康管理由医生负责,应与门诊服务相结合,对未能按照健康管理要求接受随访的患者,乡镇卫生院、村卫生室、社区卫生服务中心(站)应主动与患者联系,保证管理的连续性,年度至少完成4次面对面随访和1次健康体检。

2. 随访包括预约患者到门诊就诊、电话追踪和家庭访视等方式。

五、基本公共卫生服务项目报表

基本公共卫生服务项目报表每年通过国家基本公共卫生服务项目管理信息系统上报,上报频次为一年两次,年中上报自然年度1月1日至6月30日管理数据,年终上报自然年度数据。由社区卫生服务中心上报,依次通过区、市、省三级审核后正式上报至国家基本公共卫生服务项目管理信息系统,数据一经上报不可更改。

1. 年内辖区内2型糖尿病患者应管理数(人):依据当年《关于做好××××年国家基本公共卫生服务项目工作的通知》文件中规定的2型糖尿病患者管理任务数填报。

2. 年内辖区内已管理的2型糖尿病患者人数(人):从年初到统计时间点,接受过一次及以上随访的2型糖尿病患者人数。

3. 按照规范要求进行2型糖尿病患者健康管理的人数(人):从年初到统计时间点,按照规范要求进行2型糖尿病患者健康管理的人数。其中按规范要求的界定:第 N 季度报指从年初到统计时间点随访 N 次及以上即认为规范管理;第一、二次年报指从年初到统计时间点完成4次随访和1次健康体检即认为是规范管理。

4. 2型糖尿病患者规范管理率(%):按照规范要求进行 2 型糖尿病患者健康管理的人

数/年内辖区内已管理的 2 型糖尿病患者人数×100％。

5. 最近一次随访空腹血糖达标人数(人):最近一次随访血糖是指按照规范要求最近一次随访的血糖达标的人数,若失访则判断为未达标,空腹血糖达标是指空腹血糖＜7 mmol/L。

6. 管理人群血糖控制率(％):年内最近一次随访空腹血糖达标人数/年内辖区内已管理的 2 型糖尿病患者人数×100％。

六、现场评价指标

基本公共卫生服务 2 型糖尿病患者健康管理绩效现场评价,针对项目执行和项目效果,主要结合基本公共卫生服务半年度报表和年度报表。项目执行涉及指标为慢性病患者健康管理率,包括 2 型糖尿病患者健康管理率及 2 型糖尿病患者规范管理率。项目效果涉及重点人群管理效果,考核指标为 2 型糖尿病患者血糖控制率及满意度和知晓率(各指标定义见上文,现场考核评价流程及方法见第二节)。

第二节　现场考核评价流程及方法

2 型糖尿病患者健康管理绩效评价现场考核,项目区抽取若干家基层医疗卫生机构开展评价,由项目区提供人口统计学资料、基本公共卫生服务项目报表,结合区域医疗卫生服务机构管理信息系统,通过现场查阅资料、实地核查、人员访谈、问卷调查、核对信息化平台数据等形式开展。

一、健康管理率

（一）评价对象

绩效考核评价对象为随机抽取的项目区内社区卫生服务中心（站）。

（二）指标说明

年度内已获得健康管理的人数占分配任务数的比例，反映糖尿病患者健康管理服务任务完成情况。

（三）数据资料来源

1. 项目区考核年度全区、各基层医疗卫生机构糖尿病患者健康管理人数和分配任务数。

2. 基层医疗卫生机构提供糖尿病患者健康管理档案及记录。

3. 根据年度绩效评价方案，每个机构随机抽取若干份糖尿病患者健康管理档案，核查是否为有效档案。

（四）评分标准

1. 现场考核：得分＝糖尿病患者健康管理率/100％×权重分，管理率≥100％的得满分。

2. 复核得分

1）方式一：比较机构上报"糖尿病患者健康管理人数"与现场复核结果，得分＝5％/误差×权重分，误差＜5％，指标复核得满分。

2）方式二：比较项目区上报"糖尿病患者健康管理人数"与机构有效率校正的项目区健康管理人数，得分＝5％/误差×权重分，误差＜5％，指标复核得满分。

（五）现场考核评价流程及方法

1. 有效档案

1）定义：有效档案指从考核年度年初到考核统计时间点，接受过1次及以上面对面随访的糖尿病患者人数。

2）考核方法：基层医疗卫生机构登录区域医疗卫生服务机构管理信息系统，在糖尿病患者管理界面，设置查询条件"随访日期"为考核年度1月1日至统计时间点，获得信息平台内本机构考核时间段管理的患者数。根据系统获得的管理患者数，按照随机抽样的方法（如等间距抽样），抽取若干份患者档案，核查年度内是否接受过1次随访，计算有效率。有效率＝有效档案/抽取档案数×100％。计算报表与现场复核的误差，误差＝|（有效率×机构/项目区系统获得的管理患者数－机构/项目区上报管理人数）/（机构/项目区上报管理人数）|×100％。

2. 健康管理率计算公式

健康管理率＝系统获得的管理患者数×有效率/分配任务数×100％

【示例】

2022年度某地开展年度基本公共卫生服务项目绩效评价，随机抽取某社区卫生服务中心，辖区当年分配的糖尿病患者管理任务数为2 000人，机构上报"糖尿病患者健康管理人数"为2 100人。登录区域卫生信息平台，设置随访日期为2022年1月1日—2022年12月31日，系统显示筛选管理糖尿病患者2 250人。根据已管理人数，每间隔200人抽取一名在管糖尿病患者档案,核查 2022 年是否有随访记录,共抽取 20 份档案,核查结果为有效档案 20 份。

有效率:$20/20 \times 100\% = 100\%$。

误差:$|(100\% \times 2\ 250 - 2\ 100)/2\ 100| \times 100\% = 7.14\%$,误差 $>5\%$,指标复核分 $= 5\%/7.14\% \times 1 = 0.7$。

健康管理率:$2\ 250 \times 100\%/2\ 000 \times 100\% = 112.5\%$,管理率 $\geqslant 100\%$,得满分。

二、规范管理率

(一)评价对象

绩效考核评价对象为随机抽取的项目区内社区卫生服务中心(站)。

(二)指标说明

基层医疗卫生机构已管理的糖尿病患者按国家基本公共卫生服务规范管理情况,反映糖尿病患者健康管理服务的质量。同时,核实糖尿病患者管理服务的真实性。

(三)数据资料来源

1. 区级提供的年度全区各基层医疗卫生机构的糖尿病患者基层规范管理率。

2. 基层医疗卫生机构的糖尿病患者健康管理档案以及现场核查收集的信息。根据年度绩效评价方案,每个机构随机抽查若干份档案,核查规范性。

3. 每个机构随机抽查若干份不失访糖尿病患者健康管理档案,通过入户访谈或电话访谈,核对档案真实性。

(四)评分标准

1. 现场考核:得分=抽查的糖尿病患者规范管理率/年度绩效目标值×权重分,抽查的糖尿病患者规范管理率 $\geqslant$ 年度绩效目标值,得满分。

2. 健康管理服务真实性:如发现不真实健康管理倒扣分,每发现 1 例扣 1 分,扣完为止。

(五)现场考核评价流程及方法

1. 规范性

1)随访:根据系统获得的管理患者数,按照随机抽样的方法(如等间距抽样),抽取若干份患者档案。根据《国家基本公共卫生服务规范(第三版)》,核查抽取的患者档案是否按规范进行随访以及随访表填写是否规范。

(1)按照建档时间,统计时间点记录中随访次数,达到第三版国家规范要求频次视为合格(满足年度内至少 4 次面对面随访)。"面对面随访"要求医务人员与患者见面,直接询问、检查和干预指导,应每季度随访一次(每季度随访基本相隔 3 个月,有利于提高患者依从性及服务满意度)。

(2)对第一次出现血糖控制不满意的随访记录,核查是否在 2 周内及时增加随访。

(3)统计时间点随访记录中,对连续两次血糖控制不满意的患者,核查是否按国家规范要求建议转诊,并核查首次转诊后是否在 2 周内及时增加随访。

(4)随访表填写问题:统计时间点最后 1 次随访记录中是否存在填写空项、漏项或错项的栏目,空项、漏项或错项在 2 项及以上或空腹血糖值未填均为不规范。核查项目包括:① 随访日期:核查随访日期填写是否正确,是否符合本次统计时间点随访频次的要求;② 症状:对比统计时间点最后1次随访记录症状与上次随访记录,若出现新的并发症或原有并发症加重,核查是否转诊,并于2周内主动随访;③ 空腹血糖值:糖尿病患者随访服务记录表空腹血糖值为必填项,若未填写,则判定为不规范;④ 足背动脉检查:糖尿病患者必须进行此项检查,核查是否检查;⑤ 生活方式指导:核查是否根据患者实际情况有针对性进行个性化指导,斜线前填写目前情况,斜线后填写下次随访目标值;⑥ 服药依从性:核查服药依从性与用药情况逻辑关系;⑦ 此次随访分类:核查根据此次随访血糖值的情况选择的分类结果是否正确;⑧ 用药情况:核查药品化学名填写是否正确,用法、用量是否写明;⑨ 随访医生签名:必填项。

（5）糖尿病患者健康管理随访记录规范性判断标准

序号	规范性判断标准
1	按照建档时间,截至统计时间点记录中随访次数: ① 达到第三版国家规范要求频次 ② 没有达到第三版国家规范要求频次(视为**不合格**)
2	截至统计时间点最后1次随访记录中填写空项、漏项或错项的栏目 (可多选,空项、漏项或错项在2项及以上或空腹血糖值未填为**不合格**) ① 随访日期　② 症状　③ 血压　④ 空腹血糖　⑤ 足背动脉搏动　⑥ 生活方式指导　⑦ 服药依从性　⑧ 此次随访分类　⑨ 用药情况　⑩ 随访医生签名
3	截至统计时间点随访记录中,对连续两次血糖控制不满意的患者是否按国家规范要求建议转诊: ① 是　② 否(视为**不合格**)

2）体检:年终绩效评价要求抽取若干份患者档案,核查年度内是否接受过1次慢性病体检;其他统计时间点考核评价,慢性病体检不做要求。如管理对象既是糖尿病患者,又是社区65岁及以上老年人,参加同期(当年度)老年人体检的记录可作为年度慢性病体检记录,无须重复体检。根据《国家基本公共卫生服务规范(第三版)》要求,判断健康体检记录是否规范。

（1）核查年度内是否接受过1次健康体检。

（2）核查体检表中空腹血糖、血压是否测量。

（3）现存主要健康问题:针对患者实际情况选择现在存在的主要健康问题进行填写,注意糖尿病患者现存主要健康问题中糖尿病必填。

（4）健康评价:无异常是指针对本次体检,无新发疾病,原有疾病控制良好、无加重或进展,则体检无异常结果。否则为有异常,需填写具体异常情况(指标),重点需关注本次体检血糖值、血压值、体重指数值、腰围值等指标。

（5）健康指导:健康体检后无论是原管理的患者,或者是新发现的明确诊断的糖尿病患者,均应纳入慢性病患者管理。根据患者生活方式(如吸烟、饮酒、饮食和运动等)及体检情况(如超重肥胖、腰围超标等),提出合理且有针对性的危险因素控制建议。

（6）糖尿病患者健康管理体检记录规范性判断标准

序号	规范性判断标准
1	年度健康体检记录: (可多选,除①以外,出现下列任何一种情况均视为**不合格**) ① 有　② 有,未测量血压　③ 有,未测量空腹血糖　④ 有,现存主要健康问题未填写 ⑤ 有,健康评价错误　⑥ 有,危险因素控制不正确　⑦ 有,足背动脉搏动未测　⑧ 年度没有体检

2. 真实性

1）根据系统获得的管理患者数,按照随机抽样的方法（如等间距抽样）,抽取若干份不失访的糖尿病患者档案。

2）通过入户访谈、电话访谈等方式开展,核实档案真实性。

3）真实性核查要点:核查抽取的档案患者是否失访。若调查对象未失访,继续核查患病情况、健康体检、季度随访（接受随访的方式、随访表各条目）、服务是否免费等与健康档案记录是否相符（详见糖尿病患者真实性与血糖控制情况核查工具表）。对比死亡信息数据,核查是否存在患者死亡后仍存在随访管理的情况。

2 型糖尿病患者真实性与血糖控制情况核查表

序号	问题	回答
1	**基础资料**	
1.1	档案编号:	
1.2	姓名:	
1.3	性别:① 男　② 女	
1.4	联系方式:	
1.5	居住地:_____区_____乡镇（社区）_____街道（居委会/村）	
1.6	联系结果: ① 联系上,接受访谈（不失访,继续问卷） ② 联系上,不接受访谈（失访,结束问卷） ③ 未联系上（失访,结束问卷） ④ 未联系上,电话错号/不存在（失访,结束问卷）	
2	**糖尿病患者健康管理档案真实性**	
2.1	回答问题者与核查对象的关系:① 本人　② 家属	
2.2	您知道自己/核查对象患有什么慢性病吗? (EG:您以前知道自己血糖高吗? 什么时候知道的? 怎么诊断的? 血糖高到多少? 还有其他的疾病吗?) ① 糖尿病　② 糖尿病和高血压　③ 糖尿病和其他疾病　④ 其他疾病　⑤ 不知道 (结束问卷)	
2.3	在过去一年中,基层医疗卫生机构为您做了体检或者有医生到家里为您体检过吗? (EG:××××年您到基层医疗卫生机构或医院体检过吗? 大概检查了什么内容? 为什么没有做体检?) ① 体检过　② 没有体检,没有人告知　③ 没有体检,知道有,但没时间或觉得没必要 ④ 没有体检,其他原因:_____ ⑤ 记不清（失访,结束问卷）	
2.4	在过去一年中,基层医疗卫生机构或者有医生来为您进行过随访吗? (EG:××××年您接受过随访吗? 在哪里做的随访? 测血糖、生活方式指导、用药记录了吗? 为什么没有做随访) ① 随访过　② 没有随访,不知道有　③ 没有随访,知道有,但没时间或觉得没必要 ④ 没有随访,其他原因:_____ ⑤ 记不清（失访,结束问卷）	

续表

序号	问题	回答
2.5	这些健康检查、随访服务是免费的吗？ ① 是　②不是(收费金额_____元,收费原因:_____) ③ 不清楚	
2.6	您是从什么渠道得知这些服务的?（可多选） ① 报纸、电视、广播　② 基层医疗卫生机构宣传栏、宣传单　③ 社区宣传栏或告示 ④ 健康宣传活动　⑤ 医务人员入户宣传　⑥ 互联网等其他途径 ⑦ 其他(请注明:_____)	
3	**核查结果**	
3.1	与健康档案记录的核对情况: ① 相符(跳转到 3.3) ② 存在不相符的情况(有 1 项不符,即不真实)	
3.2	与健康档案记录不符的内容(可多选): ① 未体检,有体检记录　② 未随访,有随访记录	
3.3	现场测量血糖情况:① 空腹血糖　② 随机血糖	
3.4	现场测量血糖值:_____mmol/L	
3.5	××××年最后一次随访记录的血糖值:_____mmol/L	
3.6	访谈基础情况① 不失访　② 失访　③ 失访,电话错号/电话不存在	
3.7	真实性核查:① 真实　② 不真实	
3.8	糖尿病患者血糖控制情况:① 达标　② 不达标	
3.9	真实档案中,按照档案记录,××××年最后一次随访血糖控制情况: ① 达标　②不达标	

3. 规范管理率计算公式

抽查的糖尿病患者规范管理率＝规范管理的档案数/抽查的档案数×100％。

【示例】

2022 年度某地开展年度基本公共卫生服务项目绩效评价,规范管理率目标值为 62％,权重分为 4 分,随机抽取某社区卫生服务中心,登录区域卫生信息平台,设置随访日期为 2022 年 1 月 1 日—2022 年 12 月 31 日,系统显示筛选管理糖尿病患者 1 200 人。根据已管理人数,每间隔 120 人抽取一名在管糖尿病患者档案,共抽取 10 份档案,核查是否规范管理。核查结果:电话核实 1 人否认足背动脉搏动检查,1 人连续两次随访血糖控制不满意未转诊,1 人年度最后 1 次随访记录服药依从性空项,判定结果不真实 1 例,管理不规范 2 例。

抽查的规范管理率:8/10×100％＝80％≥62％,得满分 4 分。

真实性:不真实 1 例,扣 1 分。

规范管理率现场考核得分:4－1＝3(分)。

三、血糖控制率

（一）评价对象

绩效考核评价对象为随机抽取的项目区内社区卫生服务中心(站)。

（二）指标说明

基层医疗卫生机构已管理的糖尿病患者中最近一次随访的血糖控制达标人数的比例，反映健康管理服务对患者病情控制的效果。抽查的糖尿病患者血糖控制率＝最近一次年内随访血糖达标人数/抽查的年内已管理糖尿病人数×100％。

（三）数据资料来源

1. 基层医疗卫生机构提供2型糖尿病患者健康管理档案、随访记录。

2. 根据年度绩效评价方案，每个机构抽取若干份已管理的糖尿病患者，核实患者档案中最近一次随访记录的血糖情况或现场测量获取。

（四）评分标准

得分＝抽查的糖尿病患者血糖控制率/年度绩效目标值×权重分，抽查的糖尿病患者血糖控制率≥年度绩效目标值，则现场考核得满分。

（五）现场考核评价流程及方法

1. 根据系统获得的管理患者数，按照随机抽样的方法（如等间距抽样），抽取若干份不失访的糖尿病患者档案。

2. 记录或现场测量获得患者血糖值，计算糖尿病患者血糖控制率。空腹血糖控制达标值为＜7.0 mmol/L，随机血糖控制达标值为＜10.0 mmol/L。

3. 核实的糖尿病患者血糖控制率＝血糖控制达标人数/抽查档案数×100％。

【示例】

2022年度某地开展年度基本公共卫生服务项目绩效评价，血糖控制率目标值为40％，权重分为3分，随机抽取某社区卫生服务中心，登录区域卫生信息平台，设置随访日期为2022年1月1日—2022年12月31日，系统显示筛选管理糖尿病患者1 200人。根据已管理人数，每间隔120人抽取一名在管糖尿病患者档案，共抽取10份档案，记录年度最后一次随访血糖值，判断血糖值是否达标，核查结果为共4人血糖值达标。

血糖控制率：4/10×100％＝40％≥40％，得满分。

四、服务项目知晓率和满意度

（一）评价对象

卫生健康部门。

（二）指标说明

1. 服务知晓率：了解区居民对基本公共卫生服务项目有关服务的知晓程度，以及对有关健康知识的知晓程度，重点调查接受基本公共卫生服务的重点人群。

2. 居民综合满意度：了解区居民对所获得的基本公共卫生服务的满意程度，包括服务态度、方便性、及时性、服务质量等，重点调查接受基本公共卫生服务的重点人群。

（三）数据资料来源

在核查糖尿病患者服务真实性的同时调查知晓率和满意度，同时机构门诊随机调查若干名门诊或者住院病人进行知晓率满意度调查。

（四）评分标准

1. 服务知晓率：得分＝居民知晓率×权重分。居民知晓率＝知晓率调查得分/知晓率调查应得总分，≥90％得满分，＜70％不得分。

2. 居民综合满意度:得分＝居民满意度×权重分。居民满意率＝满意度调查得分/满意度调查应得总分,≥90％得满分,＜70％不得分。

（五）现场考核评价流程及方法

1. 从机构管理的糖尿病人群中随机抽取若干人电话或面对面进行知晓率和满意度调查,知晓率和满意度各分配权重分。计算知晓率、满意度各自平均分。若平均分≥90,得满分;若平均分＜70,得 0 分;若 70≤平均分＜90,则按比例计算得分(平均分/90×权重分)。

2. 重点人群项目知晓率及满意度调查问卷

序号	问题	回答
2	**服务知晓情况**	
2.1	您知道国家能为您**免费**提供一些卫生服务吗? **(满分为 3 分,选①得 3 分)** ① 知道　② 不知道　③ 不知道还有免费服务	
2.2	您知道您可以**免费**得到哪些服务吗? **(选⑩、⑪不得分。满分为 3 分,慢性病患者选⑥、⑦、⑧,每个 1 分)** ① 早孕建册　② 孕期检查　③ 产后访视　④ 打疫苗(预防接种)　⑤ 儿童定期检查(新生儿访视)　⑥ 定期测量血压、血糖　⑦ 健康体检　⑧ 健康教育 ⑨健康档案或其他服务(请注明:　　　　　　　) ⑩ 知道有服务,但不知道是免费的　⑪ 不知道有哪些服务	
2.3	您知道可以从哪些机构**免费**得到这些服务吗? **(除⑦以外,其他选项可多选。满分为 4 分,选项中包括①、②、③、④、⑤、⑥任一项,得 4 分)** ① 社区卫生服务中心(站)　② 乡镇卫生院　③ 村卫生室(村医)　④ 妇幼保健机构(产妇)　⑤ 疾控中心(儿童家长)　⑥ 医院(产妇、儿童家长)　⑦ 不知道	
2.4	您从什么渠道得知可以免费得到这些服务的? **(可多选)** ① 报纸　② 电视或/和广播　③ 基层医疗卫生机构宣传栏　④ 社区宣传栏或告示　⑤ 宣传活动　⑥ 宣传单或宣传册　⑦ 各类广告　⑧ 手机短信/微信 ⑨ 医生/村医电话通知　⑩ 听别人告诉　⑪ 其他(请注明　　　　　　　　)	
	知晓率实际得分(满分 10 分)	
3	**综合满意度(每题 2 分,选 A 得 2 分,选 B 得 1.5 分,选 C 得 1 分,选 D 不得分)**	
3.1	您觉得在该社区卫生服务中心/卫生院接受服务方便吗? A. 非常方便　B. 方便　C. 一般　D. 不方便	
3.2	您对该社区卫生服务中心/卫生院(服务团队)服务态度满意吗? A. 非常满意　B. 满意　C. 一般　D. 不满意	
3.3	您对本地的社区卫生服务中心/乡镇卫生院/村医提供这些服务技术水平满意吗? A. 非常满意　B. 满意　C. 一般　D. 不满意	
3.4	您对该社区卫生服务中心/卫生院卫生服务的总体满意度如何? A. 非常满意　B. 满意　C. 一般　D. 不满意	
3.5	您认为本地的社区卫生服务中心/乡镇卫生院/村医提供的这些服务有用吗? A. 非常有用　B. 有用　C. 一般　D. 没有用	
3.6	您对基本公共卫生服务项目有什么其他的意见吗?	
	综合满意度实际得分(每题 2 分,满分 10 分)	

第三节　相关疑问解答

1.《国家基本公共卫生服务规范(第三版)》(简称《规范》),针对糖尿病患者健康管理服务的主要变化是什么?

答:《规范》关于 2 型糖尿病患者健康管理服务的主要变化是:

(1) 强调服务对象的"常住"概念,即实际居住在某地区半年以上的人口。

(2) 健康体检明确了检查空腹血糖。

(3) 完善了糖尿病患者服务流程图。

(4) 将考核指标改为工作指标。

(5) 完善了随访记录表中足背动脉搏动选项以及填表说明。

2. 血糖检查一般都有哪些内容?

答:我们通常说的血糖指血浆血糖,是诊断糖尿病的依据。而指尖血糖测量较方便,可随时监测患者血糖水平。因为尿糖检测具有随机性,所以不能作为诊断依据。

一般血糖测定时间分为两种:一种是空腹血糖,是糖尿病最常用的检测指标;一种是餐后 2 小时血糖,容易发现可能存在的餐后高血糖水平。餐后 2 小时血糖的概念是指从吃第一口饭开始计时,整 2 个小时后测血糖。口服葡萄糖耐量试验(OGTT) 用于血糖增高但尚未达到糖尿病诊断标准的患者。糖化血红蛋白水平通常可以反映过去 $60\sim90$ 天平均血糖水平,比较稳定,是长期控制慢性并发症的重要指标,正常一般为 $4\%\sim6.5\%$,控制 $<7\%$,如 $>8\%$ 则比较危险。

3. 糖尿病的诊断标准是什么?

答:糖尿病确诊标准有三项,符合其中一项即可判断为糖尿病。首先是具有糖尿病症状,多饮、多食、多尿,体重下降等,再加上任意时间血糖水平 $\geqslant11.1$ mmol/L 可判断为糖尿病;其次,空腹血糖水平 $\geqslant7.0$ mmol/L 是第二项诊断标准;再次,口服葡萄糖耐量试验(OGTT)2 小时血糖水平 $\geqslant11.1$ mmol/L 是第三个诊断标准。

另外,还有一个糖尿病前期的诊断标准,也叫空腹血糖受损或糖耐量受损。空腹血糖受损是 6.1 mmol/L $\leqslant$ 空腹静脉血糖水平 <7.0 mmol/L,糖耐量受损指 OGTT(口服葡萄糖耐量试验)负荷后 7.8 mmol/L $\leqslant2$ 小时血糖水平 <11.1 mmol/L。

4. 糖尿病筛查中"高危人群"的范畴包括哪些?

答:高危人群筛查属于一级预防内容。在成年人(>18 岁)中,具有下列任何一个及以上的糖尿病危险因素者都属于高危人群:

(1) 年龄 $\geqslant40$ 岁;

(2) 有糖调节受损史;

(3) 超重或肥胖和(或)中心型肥胖;

(4) 静坐生活方式;

(5) 一级亲属中有 2 型糖尿病家族史;

(6) 有巨大儿(出生体重 $\geqslant4$ kg)生产史或妊娠糖尿病史的妇女;

(7) 高血压,或正在接受降压治疗;

(8) 血脂异常,或正在接受调脂治疗;

（9）动脉粥样硬化性心脑血管疾病患者；

（10）有一过性类固醇糖尿病病史者；

（11）多囊卵巢综合征（PCOS）患者；

（12）长期接受抗精神病药物和（或）抗抑郁药物治疗的患者。

5. 超重、肥胖、高血压、血脂异常的标准分别是什么？

答：超重标准：24.0 kg/m^2≤BMI<28.0 kg/m^2；肥胖标准：BMI≥28.0 kg/m^2；中心型肥胖标准：男性腰围≥90 cm，女性腰围≥85 cm。

高血压指收缩压≥140 mmHg 和（或）舒张压≥90 mmHg，或正在接受降压治疗。

血脂异常指高密度脂蛋白胆固醇（HDL-C）≤0.91 mmol/L、甘油三酯≥2.22 mmol/L或正在接受调脂治疗。

6. 随访评估都有哪些内容？

答：对确诊的 2 型糖尿病患者，每年提供 4 次免费空腹血糖检测，至少进行 4 次面对面随访。随访时，一般评估 5 方面内容：

（1）测量空腹血糖和血压，并评估是否存在危急情况。如出现血糖≥16.7 mmol/L 或血糖≤3.9 mmol/L，收缩压≥180 mmHg 和/或舒张压≥110 mmHg，意识或行为改变，呼气有烂苹果样丙酮味，心悸、出汗、食欲减退、恶心、呕吐、多饮、多尿、腹痛、有深大呼吸、皮肤潮红，持续性心动过速（心率超过 100 次/分钟），体温超过 39 ℃，或有其他的突发异常情况如视力突然骤降、妊娠期及哺乳期血糖高于正常值等危险情况之一，或存在不能处理的其他疾病时，须在处理后紧急转诊。

（2）对于紧急转诊者，乡镇卫生院、村卫生室、社区卫生服务中心（站）应在 2 周内主动随访转诊情况。若不需紧急转诊，询问上次随访到此次随访期间的症状。

（3）测量体重，计算体重指数（BMI），检查足背动脉搏动。

（4）询问患者疾病情况和生活方式，包括心脑血管疾病、吸烟、饮酒、运动、主食摄入情况等。

（5）了解患者服药情况。

7. 分类干预时一般包括几种情况？

答：分类干预分 4 种情况：

（1）对血糖控制满意（空腹血糖值<7.0 mmol/L）、无药物不良反应、无新发并发症或原有并发症无加重的患者，预约下一次随访。

（2）对第一次出现空腹血糖控制不满意（空腹血糖值≥7.0 mmol/L）或药物不良反应的患者，结合其服药依从情况进行指导，必要时增加现有药物剂量、更换或增加不同类的降糖药物，2 周时随访。

（3）对连续两次出现空腹血糖控制不满意或药物不良反应难以控制以及出现新的并发症或原有并发症加重的患者，建议其转诊到上级医院，2 周内主动随访转诊情况。

（4）对所有的患者进行针对性的健康教育，与患者一起制定生活方式改进目标并在下一次随访时评估进展，告诉患者出现哪些异常时应立即就诊。

8. 糖尿病患者健康体检的内容有哪些？

答：对确诊的 2 型糖尿病患者，每年进行 1 次较全面的健康体检，体检可与随访相结合。内容包括体温、脉搏、呼吸、血压、空腹血糖、身高、体重、腰围、皮肤、浅表淋巴结、心脏、肺部、腹部等常规体格检查，并对口腔、视力、听力和运动功能等进行判断。具体内容参照《居民健康档案管理服务规范》中的健康体检表。

9. 对糖尿病患者怎样进行健康管理服务,具体要求有哪些?

答:首先,2 型糖尿病患者的健康管理由责任医生负责,应与门诊服务相结合,对未能按照健康管理要求接受随访的患者,乡镇卫生院(村卫生室)、社区卫生服务中心(站)应主动与患者联系,保证管理连续性。随访包括预约患者到门诊就诊、电话追踪和家庭访视等方式。

其次,乡镇卫生院(村卫生室)、社区卫生服务中心(站)要主动通过本地区社区卫生诊断和门诊服务等途径筛查和发现 2 型糖尿病患者,掌握辖区内居民 2 型糖尿病的患病情况。

在干预时,要发挥中医药在改善临床症状、提高生活质量、防治并发症中的特色和作用,积极应用中医药方法开展 2 型糖尿病患者健康管理服务。加强健康管理宣传,告知服务内容,使更多的患者愿意接受服务。每次提供服务后及时将相关信息记入患者的健康档案。

10. 糖尿病规范管理的具体工作指标有哪些? 如何计算?

答:按照《规范》要求,糖尿病患者健康管理的工作指标包括 2 型糖尿病患者规范管理率和管理人群血糖控制率。

2 型糖尿病患者规范管理率=2 型糖尿病患者健康管理的人数/年内已管理的 2 型糖尿病患者人数×100%。

管理人群血糖控制率=年内最近一次随访空腹血糖达标人数/年内已管理的 2 型糖尿病患者人数×100%。

另外要注意的是,最近一次随访空腹血糖指的是按照《规范》要求最近一次随访的血糖,若失访则判断为未达标。空腹血糖达标是指空腹血糖<7 mmol/L。

第四节　本章自测试题及答案

一、判断题

1. 《国家基本公共卫生服务规范(第三版)》明确,糖尿病患者管理服务对象是 35 岁及以上常住居民中 2 型糖尿病患者。　　　　　　　　　　　　　　　　(　　)

2. 按照《国家基本公共卫生服务规范(第三版)》要求,糖尿病患者健康管理的服务内容包括筛查、随访评估、分类干预和健康体检。　　　　　　　　　　　(　　)

3. 按照《国家基本公共卫生服务规范(第三版)》要求,对随访和体检的所有 2 型糖尿病患者,均应进行有针对性的健康教育,进行饮食、运动指导,促进改善不良生活方式。
　　　　　　　　　　　　　　　　　　　　　　　　　　　　　(　　)

4. 空腹血糖控制达标值为≤7.0 mmol/L,随机血糖控制达标值为≤10.0 mmol/L。
　　　　　　　　　　　　　　　　　　　　　　　　　　　　　(　　)

5. 对确诊的 2 型糖尿病患者,每半年进行 1 次较全面的健康体检。　　　(　　)

二、单选题

1. 以下哪项不是糖尿病的慢性并发症　　　　　　　　　　　　　　(　　)

    A. 脑卒中　　　　　　　　　　　　　　B. 视网膜病变

    C. 冠心病　　　　　　　　　　　　　　D. 糖尿病酮症酸中毒

2. 社区高血压及 2 型糖尿病患者每年至少进行(　　　)次较全面的健康检查,可与随访结合　　　　　　　　　　　　　　　　　　　　　　　　　　　　　　　(　　)

   A. 2 次   B. 3 次

   C. 1 次   D. 4 次

3. 按照《国家基本公共卫生服务规范(第三版)》要求,建议 2 型糖尿病高危人群监测空腹血糖的时间至少是　　　　　　　　　　　　　　　　　　　　　　　　　(　　)

   A. 每三个月测量一次   B. 每半年测量一次

   C. 每年测量一次   D. 不定期测量

4. 对 2 型糖尿病患者连续两次随访控制不满意,应该　　　　　　　　　　　　(　　)

   A. 调整药物,预约下一次随访   B. 两周内随访

   C. 转到上一级医院   D. 转到上一级医院,两周内随访

5. 按照《国家基本公共卫生服务规范(第三版)》要求,对 35 岁以上 2 型糖尿病患者每年至少进行(　　　)面对面随访　　　　　　　　　　　　　　　　　　　　(　　)

   A. 4 次   B. 6 次   C. 5 次   D. 10 次

三、多选题

1. 按照《国家基本公共卫生服务规范(第三版)》要求,随访糖尿病患者时,需建议患者转诊,并 2 周内随访的情况是　　　　　　　　　　　　　　　　　　　　　(　　)

   A. 第一次出现血糖控制不满意   B. 第一次出现药物不良反应

   C. 连续两次随访血糖控制不满意   D. 药物不良反应难以控制

   E. 有新的并发症

2. 2 型糖尿病筛查的常规方法包括　　　　　　　　　　　　　　　　　　　　(　　)

   A. 测量空腹血糖   B. OGTT 试验

   C. 测量尿糖   D. 检查足背动脉搏动

   E. 检测 HbA1c

3. 按照《国家基本公共卫生服务规范(第三版)》要求,以下属于 35 岁以上 2 型糖尿病患者体检范围的是　　　　　　　　　　　　　　　　　　　　　　　　　　　(　　)

   A. 空腹血糖   B. 足背动脉搏动   C. 身高、体重   D. HbA1c

   E. 血压

4. 以下哪些是糖尿病高危人群　　　　　　　　　　　　　　　　　　　　　　(　　)

   A. 有糖尿病前期(IGT、IFG 或两者同时存在)史

   B. 超重或肥胖或中心型肥胖

   C. 年龄≥40 岁

   D. 静坐生活方式

   E. 一级亲属中有 2 型糖尿病家族史

5. 糖尿病管理的"五驾马车"是指　　　　　　　　　　　　　　　　　　　　(　　)

   A. 自我监测、饮食控制   B. 药物治疗

   C. 教育及心理治疗   D. 运动疗法

   E. 血压监测

参考答案

一、判断题

1. √　**2.** √　**3.** √　**4.** ×　**5.** ×

二、单选题

1. D　**2.** C　**3.** C　**4.** D　**5.** A

三、多选题

1. CDE　**2.** ABCE　**3.** ABCE　**4.** ABCDE　**5.** ABCD

第十一章
严重精神障碍患者健康管理

导　语

本章节主要围绕《国家基本公共卫生服务规范(第三版)》严重精神障碍患者健康管理相关要点及绩效评价考核内容,针对日常管理工作,从报表填报、台账留存、管理率等多个角度,就现场考核要点、考核流程、评分方式及相关疑问解答等内容展开编写。

第一节　绩效评价相关要点

一、相关定义

严重精神障碍患者规范管理率＝年内辖区内按照规范要求进行管理的严重精神障碍患者人数/年内辖区内登记在册的确诊严重精神障碍患者人数×100％。

二、服务对象

辖区内常住居民中诊断明确、在家居住的严重精神障碍患者。主要包括精神分裂症、分裂情感性障碍、偏执性精神病、双相情感障碍、癫痫所致精神障碍、精神发育迟滞伴发精神障碍。

三、服务流程图

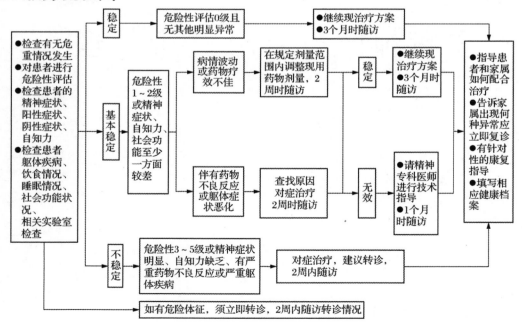

四、服务内容

（一）患者信息管理

在将严重精神障碍患者纳入管理时，需由家属提供或直接转自原承担治疗任务的专业医疗卫生机构的疾病诊疗相关信息，同时为患者进行一次全面评估，为其建立居民健康档案，并按照要求填写严重精神障碍患者个人信息补充表。

（二）随访评估

对应管理的严重精神障碍患者每年至少随访4次，每次随访应对患者进行危险性评估；检查患者的精神状况，包括感觉、知觉、思维、情感和意志行为、自知力等；询问和评估患者的躯体疾病、社会功能情况、用药情况及各项实验室检查结果等。其中，危险性评估分为6级。

0级：无符合以下1～5级中的任何行为。

1级：口头威胁，喊叫，但没有打砸行为。

2级：打砸行为，局限在家里，针对财物，能被劝说制止。

3级：明显打砸行为，不分场合，针对财物，不能接受劝说而停止。

4级：持续的打砸行为，不分场合，针对财物或人，不能接受劝说而停止（包括自伤、自杀）。

5级：持械针对人的任何暴力行为，或者纵火、爆炸等行为，无论在家里还是公共场合。

（三）分类干预

根据患者的危险性评估分级、社会功能状况、精神症状评估、自知力判断，以及患者是否存在药物不良反应或躯体疾病情况对患者进行分类干预。

1. 病情不稳定患者。若危险性为3～5级或精神症状明显、自知力缺乏、有严重药物不良反应或严重躯体疾病，对症处理后立即转诊到上级医院。必要时报告当地公安部门，2周内了解其治疗情况。对于未能住院或转诊的患者，联系精神专科医师进行相应处置，并在居委会人员、民警的共同协助下，2周内随访。

2. 病情基本稳定患者。若危险性为1～2级，或精神症状、自知力、社会功能状况至少有一方面较差，首先应判断是病情波动或药物疗效不佳，还是伴有药物不良反应或躯体症状恶化，分别采取在规定剂量范围内调整现用药物剂量和查找原因对症治疗的措施，2周时随访。若处理后病情趋于稳定者，可维持目前治疗方案，3个月时随访；未达到稳定者，应请精神专科医师进行技术指导，1个月时随访。

3. 病情稳定患者。若危险性为0级，且精神症状基本消失，自知力基本恢复，社会功能处于一般或良好，无严重药物不良反应，躯体疾病稳定，无其他异常，继续执行上级医院制定的治疗方案，3个月时随访。

4. 每次随访根据患者病情的控制情况，对患者及其家属进行有针对性的健康教育和生活技能训练等方面的康复指导，为家属提供心理支持和帮助。

（四）健康体检

在患者病情许可的情况下，征得监护人与（或）患者本人同意后，每年进行1次免费健康检查，可与随访相结合。内容包括一般体格检查、血压、体重、血常规（含白细胞分类）、转氨酶、血糖、心电图。

五、基本公共卫生服务项目报表

基本公共卫生服务项目报表每年通过国家基本公共卫生服务项目管理信息系统上报，上报频次为一年两次，年中上报自然年度1月1日至6月30日管理数据，年终上报自然年度数据。由社区卫生服务中心上报，依次通过区、市、省三级审核后正式上报至国家基本公共卫生服务项目管理信息系统，数据一经上报不可更改。

1. 年内辖区内登记在册的确诊严重精神障碍患者人数（人）：从年初到统计时间点，辖区内登记在册的确诊严重精神障碍患者人数。登记在册是指严重精神障碍信息系统中，建档患者人数减去死亡患者人数。

2. 年内辖区内按照规范要求进行管理的严重精神障碍患者人数（人）：从年初到统计时间点，辖区内按照规范要求进行管理的严重精神障碍患者人数。其中按规范要求的界定：第N季度报指从年初到统计时间点完成严重精神障碍患者个人信息补充表，随访N次及以上即认为规范管理；第一、二次年报指从年初到统计时间点完成严重精神障碍患者个人信息补充表，分类干预频次和1次健康体检即认为是规范管理。

3. 严重精神障碍患者规范管理率（%）：年内辖区内按照规范要求进行管理的严重精神障碍患者人数/年内辖区内登记在册的确诊严重精神障碍患者人数$\times 100\%$。

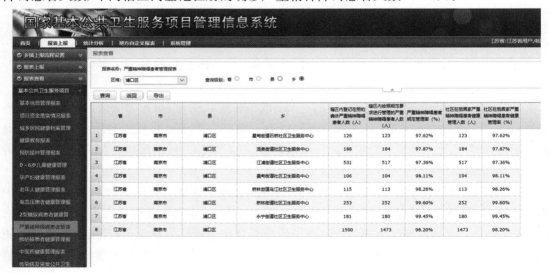

六、现场评价指标

严重精神障碍患者健康管理绩效评价现场考核，项目区抽取若干家基层医疗卫生机构开展评价。针对项目执行，主要结合基本公共卫生服务半年度报表和年度报表。项目执行涉及严重精神障碍患者健康管理率（各指标定义见上文，现场考核评价流程及方法见第二节）。

第二节　现场考核评价流程及方法

严重精神障碍患者健康管理绩效评价现场考核,项目区抽取若干家基层医疗卫生机构,通过现场查看严重精神障碍患者管理记录、健康管理档案,结合江苏省严重精神障碍信息系统数据,运用现场查阅资料、实地核查、核对信息化平台数据等方法开展评价。

社区在册居家严重精神障碍患者规范管理率

（一）评价对象

基层卫生医疗机构。

（二）指标说明

社区在册居家严重精神障碍患者年度内获得符合基本公共卫生服务规范要求的管理服务的情况,反映严重精神障碍患者管理的质量。考核时,在核实严重精神障碍患者管理服务真实性的基础上核实规范性。

优先抽取某年度新纳入管理患者;若样本量不够,则顺延抽查其他年度纳入管理的人员。每区随机抽取的10份严重精神障碍健康档案中,必须包括5份在管精神分裂症持续不服药患者;若被查机构有持续不稳定者或持续关锁患者,则各抽取1份。精神分裂症持续不服药、持续关锁与持续不稳定患者不仅限于当年度新建档患者。10份严重精神障碍健康档案均核查规范性,抽取其中5份核查真实性。

（三）数据资料来源

1. 严重精神障碍患者管理记录,健康管理档案,江苏省严重精神障碍信息系统数据。

2. 每个区随机抽取若干个基层医疗卫生机构,每个机构从江苏省严重精神障碍信息系统中随机抽查若干份在家居住且未失访的确诊在管严重精神障碍患者健康档案,在电话核查其管理服务的真实性的基础上,根据健康管理记录,核查当年所提供的服务是否符合国家规范要求（其中,随访频次规范性考核以信息系统为依据,且满足以下条件:① 知情同意后当年每季度至少随访1次,且年度内任意相邻2次随访时间月份间隔≤3;② 当年度所有随访信息应当在12月15日前录入信息系统）。

（四）评分标准

现场考核得分,严重精神障碍患者管理率≥年度绩效目标值得权重分,社区在册居家严重精神障碍患者规范管理率≥年度绩效目标值得权重分,每项指标降低2%扣1分,扣完为止。不真实档案数≥3,现场考核不得分。

（五）现场考核评价流程及方法

1. 考核方法

随机抽取若干个基层医疗卫生机构，每个机构从江苏省严重精神障碍信息系统中随机抽查若干份在家居住且未失访的确诊在管严重精神障碍患者健康档案，在电话核查其管理服务的真实性的基础上，根据健康管理记录，核查该年所提供的服务是否符合国家规范要求。

被考核的样本机构随机抽查若干名不失访严重精神障碍患者，电话或者现场核查真实性。被核查者核实姓名后，依据底册填写档案编号，按照核查表要求进行核查，并如实记录。根据核查情况，在各题的选择项上画"√"，将各题回答结果的选项序号填在"回答"栏中。调阅核查居民的档案，将档案记录和核查表核查记录进行比对，核查档案真实性，填写完整核查表。

【示例】

2023 年某地开展第二季度基本公共卫生督导，随机抽取某社区卫生服务中心针对严重精神障碍患者日常管理工作、管理率、规范管理率及真实性方面进行考核。考核现场发现在册患者 255 人，在管患者 253 人，规范管理患者 253 人。现场随机抽查 10 份精神分裂症患者纸质档案进行规范性（10 份）、真实性（5 份）核查。核查发现：10 份档案均填写规范；2 名患者电话核实实际服药情况与随访用药记录不一致。

考核结果：

管理率：$253/255\times100\%=99.22\%$ 得 3 分；

规范档案数 10 份，不规范档案 0 份，规范管理率：$10/10\times100\%=100\%$，得 2 分；

真实档案 3 份，不真实档案 2 份，不扣分。

2. 严重精神障碍患者规范管理率考核评分工具表填写说明

1）辖区内登记在册的严重精神障碍患者年度内获得符合国家基本公共卫生服务规范要求的管理服务的情况，反映严重精神障碍患者管理的质量。每个机构抽查的档案中，超过 2 份体检拒查的，应电话核实是否确实拒查，对不是实际拒查的档案记为不合格。抽查的社区在册居家严重精神障碍患者规范管理率＝抽查的每年按照规范要求进行管理的社区在册居家严重精神障碍患者人数/抽查的登记在册的严重精神障碍患者数×100％。

频次要求：年度每季度至少 1 次随访，稳定者≤3 个月，基本稳定者及不稳定者≤1 个月；随访记录录入时间与随访日期间隔≤2 周，且第四季度至少有 1 次随访信息并在当年 12 月 15 日前录入信息系统。随访频次规范性考核以信息系统为依据。

2）社区在册居家严重精神障碍患者规范管理率得分以区为单位。

严重精神障碍患者规范管理率考核评分工具表(示例)

数据资料来源	评分标准	考核对象	考核记录		分项得分	区总得分
1. 严重精神障碍患者管理记录,健康管理档案,江苏省严重精神障碍信息系统数据; 2. 每个区随机抽取2个基层医疗卫生机构,每个机构从江苏省严重精神障碍信息系统中随机抽查5份在家居住且未失访的确诊在管严重精神障碍患者健康档案,在电话核查其管理服务的真实性的基础上,根据健康管理记录,核查该年所提供的服务是否符合国家规范要求。其中,随访频次规范性考核以信息系统为依据,且满足以下条件:① 知情同意后该年每季度至少随访1次,相邻2次随访时间月份间隔稳定者≤3个月,基本稳定者及不稳定者≤1个月。② 该年度所有随访信息应当在当年12月15日前录入信息系统	现场考核得分,社区在册居家严重精神障碍患者规范管理率≥80%得2分,每项指标降低2%扣1分,扣完为止。不真实档案数≥3,现场考核不得分	机构1	抽查不失访的档案数(真实性)		区规范管理率得分	
			真实档案数(X1)			
			其中合格档案数			
			抽查的未核实真实性的档案数(X2)			
			其中合格档案数			
			现场抽查规范管理率/%			
		机构2	抽查不失访的档案数(真实性)			
			真实档案数(X3)			
			其中合格档案数			
			抽查的不核实真实性的档案数(X4)			
			其中合格档案数			
			现场抽查规范管理率/%			
		区	抽查不失访的档案数(真实性)			
			真实档案数(规范性)(Y1)			
			其中合格档案数			
			抽查的不核实真实性的档案数(Y2)			
			其中合格档案数			
			现场抽查的社区在册居家严重精神障碍规范管理率/%			

备注:X1+X2=X3+X4=5　Y1+Y2=10

第三节　相关疑问解答

1. 住院的精神障碍患者需要纳入社区管理吗?

答:《国家基本公共卫生服务规范(第三版)》明确严重精神障碍患者管理服务对象是指辖区内常住居民中诊断明确、在家居住的严重精神障碍患者。因此,住院患者不属于服务对象。一旦患者出院,承担治疗任务的专业医疗卫生机构必须将疾病诊疗相关信息转给基层医疗卫生机构并纳入社区管理。但在实际工作中,乡镇卫生院和社区卫生服务中心仍然保留住院患者档案,待患者出院后继续实施管理。上级部门在检查督导基本公共卫生服务项目时,所抽查的患者档案应排除住院患者档案。

2. 关于严重精神障碍患者的免费体检,要求征得家属和本人同意。如家属和本人不同意体检应如何处置？可否提供知情体检告知书？

答：按照正常安排，首先把免费体检通知发给患者或家属，经过健康指导及说明，如果家属和本人还不同意体检的话，让患者或家属签署拒绝体检告知书以留下证据，记录在随访表和健康记录表档案里，这就属于规范操作了。关于提供知情体检告知书，各地有很多的办法可以明确告知患者或家属免费体检的方法等，均可借鉴。

3. 如何把握"不稳定、基本稳定、稳定"三类患者的随访间隔？

答：这三类患者中，稳定的每3个月随访一次，不稳定的每2周随访一次。此两类患者的随访间隔要求是固定的，不存在疑义。对于基本稳定的患者，《规范》规定为：首先是2周随访，稳定了3个月随访，如果不稳定的一个月随访。这样规定是因为考虑到基本稳定的严重精神障碍患者的病情已经有了变化，也许有进一步复发恶化的可能，从而提出在2周内随访一次，以便于及时发现和处置病情。当然，经过2次随访发现患者还是处于基本稳定状态，那就应该每月随访一次了。

4. 有些长期居家的患者以懒散、孤僻精神症状为主，除社会交往、学习能力评估较差外，其他方面都较好，可认为他病情基本稳定吗？

答：这种情况应该评定为基本稳定。如果随访时患者每次都差不多这个样子，随访内容可以简便一些。如几次随访情况都大致如此，可考虑为"衰退"病人，进行电话随访，一个月打一次电话。当然，对于慢性衰退的患者我们还是要予以康复指导，督促患者参与社会活动，这也是《规范》所要求的。随访包括预约患者到门诊就诊、电话追踪和家庭访视3种方式。我们强调不稳定的患者尽量家庭访视。

5. 很多的患者只是被关在房屋里，算是关锁吗？

答：凡限制了患者人身自由的任何方式，不管是哪种，都属于关锁。

6. 能将患者的严重精神障碍疾患填入年度健康体检表主要健康问题项内吗？可以披露到健康档案中吗？

答：可以在基本公共卫生服务档案包括健康档案内注明。因为现在健康档案并不是全部向社会公众公布，信息系统并没向社会开放，医疗卫生机构有严格保密制度。即使将来可能会将个人健康档案"适当地"向社会披露，也不会导致个人隐私泄露。因为这个"适当地"向社会披露只是向健康档案本人的披露，向本人披露本来就是尊重个人隐私最好的体现。

7. "首次抗精神病药治疗时间"应如何界定？如果患者第一次就诊，就直接收住院了，这个首次治疗时间要不要填写？

答：肯定要填写。表格中"首次抗精神病药治疗时间"虽然列在门诊，实际上是反映患者首次抗精神病药物使用的时间。确实，有些患者第一次治疗就是直接住院，是在病区第一次用药。所以，不管是在门诊还是在住院病房的第一次抗精神病药物使用的时间都是"首次抗精神病药治疗时间"。

8. 基层医疗机构专科医生对患者进行诊断并建档立卡了，这能被上级医院认同吗？

答：如果这是现场建档立卡，就填写现场诊断的时间。"确诊医院"填写做出现场诊断的精神科执业医师所在医疗机构。凡精神障碍诊断，须是精神科执业医生作出的，不管在什么场合作出都可以。

9. "严重精神障碍患者随访服务记录表"共列了11项症状，其中有几项就可以算精神症状明显？

答:《规范》对此没有一个严格的限定。一般这么理解,如果患者有多项症状,就说明症状比较明显,如仅1~2项,可能症状不太明显。但实际上,即使只有一项严重症状,也会导致严重后果,如杀人放火。所以不能单纯以数量多少判断,还是要有专业判断,需要综合的判断。可以结合症状的数量和影响程度(严重程度)两者来判断,即症状数量多或者影响程度大为精神症状明显,症状数量相对少或者影响程度小,则为精神症状不明显。

10. 基层医生不是专科医生,可否在"两周随访"时直接调药?

答:如果承担服务的医务人员是临床执业医师,具有处方权,依据《规范》可以进行一定药量的调整。按照《规范》要求,基层医生应该得到上级精神卫生专科医疗机构的指导,可以在上级精神卫生专科医生指导下调药。但从另一方面看,基层医生只要是临床执业医师就可以调药,只是没有诊断权。

11. 基层医生能否直接把调药情况写在随访表上,这违法吗?

答:要求写在随访表上,这不存在违法的问题,是必须这样做。基层医生本人如果经过了很好的培训,掌握了相当的知识,在上级医生考核以后,给他规定一个调药的权限范围,在权限范围内做适当调整没问题。但如果开错药了,出了问题,基层医生还是要自己负责。

12. 对于病情不太稳定的患者,基层医生是否可以联系上级专科医师进行药物调整?

答:可以的,也是应该的。首先应排除病情波动或药物疗效不佳,以及伴有药物不良反应或躯体症状出现了变化等,应分别采取在规定剂量范围内调整现用药物剂量,并查找原因进行对症治疗。

《规范》要求,相关基层医务人员应该接受严重精神障碍患者管理服务培训与考核。对基层人员重点进行严重精神障碍患者的临床诊疗技术指导等,培训他们掌握一定的专业知识,比如药物剂量的范围、大致在什么情况下基层医生可以掌握调整药物剂量等,在此基础上可进行一定程度授权。所以,基层医生联系上级精神卫生专科医师进行药物调整,可以归纳为三种方式,即现场指导、远程指导(如电话、微信、视频等)和一定程度授权。

13. 如果患者不稳定,一直建议转诊,但他总是不去上级精神卫生专科机构就诊,是不是我们每次随访都要填写"建议转诊"并打钩?

答:是的。只要不稳定,一定要建议转诊,因为超出你的能力和服务范围,这样才符合规范。只要是介绍去上级精神卫生专科机构就诊就叫"转诊"。

第四节　本章自测试题及答案

一、单选题

1. 严重精神障碍患者管理服务对象是　　　　　　　　　　　　　　　　(　　)
   A. 辖区内诊断明确的精神疾病患者
   B. 辖区内诊断明确的严重精神障碍患者
   C. 辖区内诊断明确、在家居住的严重精神障碍患者
   D. 辖区内诊断明确、住院治疗的严重精神障碍患者

2. 病情不稳定患者是指 （　　）
  A. 危险性评估等级在 1~2 级   B. 危险性评估等级在 3~5 级
  C. 危险性评估等级在 2~4 级   D. 危险性评估等级在 1~5 级

3. 病情基本稳定患者是指 （　　）
  A. 危险性评估等级在 1~2 级   B. 危险性评估等级在 2~4 级
  C. 危险性评估等级在 3~5 级   D. 危险性评估等级在 1~5 级

4. 严重精神障碍患者管理对象目前确定的是 （　　）
  A. 3 种   B. 4 种   C. 5 种   D. 6 种

5. 危险性评估共分为多少级 （　　）
  A. 3 级   B. 4 级   C. 5 级   D. 6 级

6. 辖区内严重精神障碍患者是指 （　　）
  A. 本辖区内有固定居所(包括家庭、康复与照料机构等,精神专科医院除外)且连续居住 2 个月以上者
  B. 本辖区内有固定居所(包括家庭、康复与照料机构等,精神专科医院除外)且连续居住 3 个月以上者
  C. 本辖区内有固定居所(包括家庭、康复与照料机构等,精神专科医院除外)且连续居住 6 个月以上者
  D. 本辖区内有固定居所(包括家庭、康复与照料机构等,精神专科医院除外)且连续居住 12 个月以上者

7. 出现暴力、自杀、自伤等危险行为,以及急性药物不良反应或严重躯体疾病,应采取的干预措施是 （　　）
  A. 留观   B. 对症处理后回家观察
  C. 对症处理后立即转诊   D. 定期门诊

8. 严重精神障碍患者病情稳定的描述,错误的是 （　　）
  A. 精神症状基本消失   B. 自知力基本恢复
  C. 社会功能处于较差状态 D. 无严重药物不良反应、躯体疾病稳定

二、多选题

1. 严重精神障碍患者管理的病种有 （　　）
  A. 精神分裂症、双相情感障碍
  B. 器质性精神障碍、人格障碍
  C. 癫痫所致精神障碍、偏执性精神病
  D. 应激相关障碍、药物依赖
  E. 精神发育迟滞伴发精神障碍、分裂情感性障碍
  F. 以上均是

2. 严重精神障碍患者管理,社区卫生服务中心/乡镇卫生院应承担的职责有 （　　）
  A. 开展线索调查、建立健康档案
  B. 协助精神卫生医疗机构开展严重精神障碍患者应急医疗处置
  C. 随访并有针对性进行健康教育和康复指导
  D. 制定精神疾病治疗方案并进行治疗

E. 每年至少 1 次的健康体检

F. 以上均是

3. 严重精神障碍患者管理,社区卫生服务站/村卫生室应承担的职责有　　　　（　　）

A. 负责疑似精神疾病患者的摸底、居家病人访视和病情变化上报工作

B. 协助社区卫生服务中心/乡镇卫生院开展严重精神障碍患者应急医疗处置和精神疾病患者线索调查

C. 随访、督促患者服药和复诊,并有针对性进行健康教育和健康促进

D. 掌握辖区精神疾病患者人口信息变化

E. 将每次健康检查、随访信息及时记入健康档案

4. 严重精神障碍患者管理,县疾控中心慢性病科应承担的职责有　　　　（　　）

A. 协助卫生行政部门制订工作计划,开展督导、检查与评价工作

B. 负责社区卫生服务中心/乡镇卫生院防治知识培训工作

C. 负责精神卫生健康教育与宣传工作

D. 负责各类报表、资料和信息的收集、汇总与分析工作

E. 承担同级卫生行政部门委托的其他工作

5. 每年对严重精神障碍病人进行一次免费健康检查的内容有　　　　（　　）

A. 一般体格检查　　　　　　　　B. 血压、体重、空腹血糖检查

C. 视力、听力、活动能力检查　　D. 有条件的地方可以增加检查内容

6. 严重精神障碍患者基础管理原则有　　　　（　　）

A. 属地化管理原则　　　　　　　B. 及时看护原则

C. 及时报告原则　　　　　　　　D. 及时处理原则

E. 健康教育原则

参考答案

一、单选题

1. C　**2.** B　**3.** A　**4.** D　**5.** D　**6.** C　**7.** C　**8.** C

二、多选题

1. ACE　**2.** ABCE　**3.** ABCDE　**4.** ABCDE　**5.** ABCD　**6.** ABCDE

第十二章

肺结核患者健康管理

导　语

　　本章节主要围绕《国家基本公共卫生服务规范(第三版)》肺结核患者健康管理相关要点及绩效评价考核内容,针对日常管理工作,从报表填报、台账留存、管理率等多个角度,就现场考核要点、考核流程、评分方式及相关疑问解答等内容展开编写。

第一节　绩效评价相关要点

一、相关定义

　　1. 肺结核患者管理率＝已管理的肺结核患者人数/辖区同期内经上级定点医疗机构确诊并通知基层医疗卫生机构管理的肺结核患者人数×100%。

　　2. 肺结核患者规则服药率＝按照要求规则服药的肺结核患者人数/同期辖区内已完成治疗的肺结核患者人数×100%。规则服药:在整个疗程中,患者在规定的服药时间实际服药次数占应服药次数的90%以上。

　　3. 糖尿病患者和65岁以上老人肺结核可疑症状者转诊率＝推荐转诊到社区卫生服务中心开展胸片检查的肺结核可疑症状者人数/糖尿病患者和65岁以上老人体检时发现的肺结核可疑症状者人数×100%(江苏省、南京市标准)。

二、服务对象

　　辖区内确诊的常住肺结核患者。注意:辖区内常住的确诊肺结核患者均属管理对象。无论初治、复治或者耐多药肺结核患者,只要住在本辖区,均需管理。确诊的肺结核患者虽然户籍在本辖区,但不在辖区居住,不在管理范围之内。管理的患者如从本辖区居住地迁出,要及时向上级专业机构报告,以便做好后续治疗衔接工作。患者迁出前管理情况纳入考核。

三、服务流程图

辖区内前来就诊的居民或患者	如发现以下症状或体征: ● 慢性咳嗽、咳痰≥2周 ● 咯血、血痰 ● 其他:发热、盗汗、胸痛或不明原因消瘦≥2周	● 推介转诊至结核病定点医疗机构进行结核病检查 ● 填写"双向转诊单" ● 1周内进行电话随访,看是否前去就诊,督促其及时就医

肺结核患者筛查与推介转诊流程图

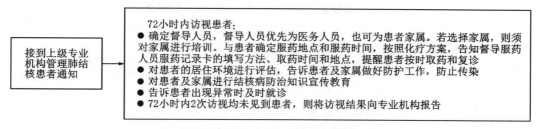

肺结核患者第一次入户随访流程图

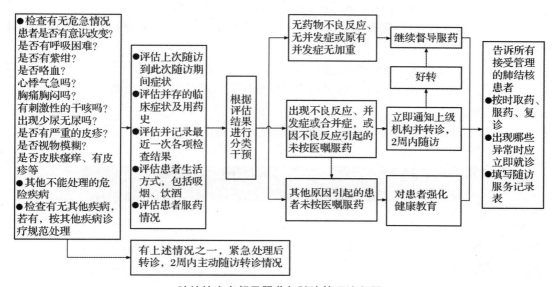

肺结核患者督导服药与随访管理流程图

四、服务内容

1. 在农村地区,主要由村医开展肺结核患者的健康管理服务。

2. 肺结核患者健康管理医务人员需接受上级专业机构的培训和技术指导。

3. 患者服药后,督导人员按上级专业机构的要求,在患者服完药后在"肺结核患者治疗记录卡"/"耐多药肺结核患者服药卡"中记录服药情况。患者完成疗程后,要将"肺结核患者治疗记录卡"/"耐多药肺结核患者服药卡"交上级专业机构留存。

4. 提供服务后及时将相关信息记入"肺结核患者随访服务记录表",每月记入 1 次,存入患者的健康档案,并将该信息与上级专业机构共享。

5. 管理期间如发现患者从本辖区居住地迁出,要及时向上级专业机构报告。

五、基本公共卫生服务项目报表

基本公共卫生服务项目报表每年通过国家基本公共卫生服务项目管理信息系统上报,上报频次为一年两次,年中上报自然年度 1 月 1 日至 6 月 30 日管理数据,年终上报自然年度数据。由社区卫生服务中心上报,依次通过区、市、省三级审核后正式上报至国家基本公共卫生服务项目管理信息系统,数据一经上报不可更改。

1. 辖区同期内经上级定点医疗机构确诊并通知基层医疗卫生机构管理的肺结核患者人数（人）：从年初到统计时间点，辖区内经上级定点医疗机构确诊并通知基层医疗机构管理的肺结核患者人数。

2. 已管理的肺结核患者人数（人）：从年初到统计时间点，辖区内确诊、具有第一次入户随访记录的肺结核患者人数。

3. 肺结核患者管理率（%）：已管理的肺结核患者人数/辖区同期内经上级定点医疗机构确诊并通知基层医疗卫生机构管理的肺结核患者人数×100%。

4. 同期辖区内已完成治疗的肺结核患者人数（人）：从年初到统计时间点，辖区内已完成治疗的肺结核患者人数，包括丢失、迁出、死亡、诊断变更的患者，接受治疗后不再继续服药的患者。

5. 按照要求规则服药的肺结核患者人数（人）：从年初到统计时间点，已完成治疗的肺结核患者中，在整个疗程中在规定的服药时间实际服药次数占应服药次数的90%以上的肺结核患者人数。

6. 肺结核患者规则服药率（%）：按照要求规则服药的肺结核患者人数/同期辖区内已完成治疗的肺结核患者人数×100%。

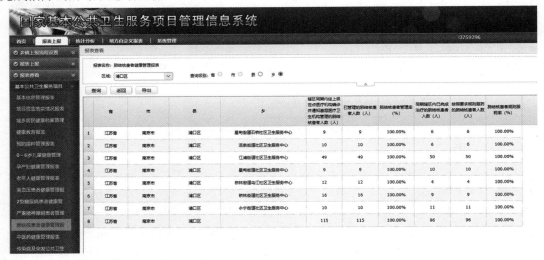

六、现场评价指标

肺结核患者健康管理绩效评价现场考核，项目区抽取若干家基层医疗卫生机构开展评价。针对项目执行，主要结合基本公共卫生服务半年度报表和年度报表。项目执行涉及肺结核患者管理率、肺结核患者规则服药率、糖尿病患者和65岁以上老人肺结核可疑症状者转诊率（各指标定义见上文，现场考核评价流程及方法见第二节）。

第二节　现场考核评价流程及方法

肺结核患者健康管理绩效评价现场考核，项目区抽取若干家基层医疗卫生机构开展评价。通过现场查看肺结核病人管理登记本，结合国家结核病信息管理系统，运用现场查阅资料、实地核查、核对信息化平台数据等方法开展。

一、肺结核患者管理率

（一）评价对象

基层卫生医疗机构。

（二）指标说明

基层医疗卫生机按照肺结核患者健康管理服务规范要求，对辖区结核病定点医院确诊并通知管理的患者开展健康管理服务的人数比例，反映肺结核患者健康管理服务数量。

（三）数据资料来源

国家结核病信息管理系统，街镇级肺结核病人管理登记本，第一次入户随访表。电话核查真实性 5 例。

（四）评分标准

得分＝肺结核患者管理率/年度绩效目标值×权重分，肺结核患者管理率≥年度绩效目标值得权重分。发现不真实管理情况，发现一例扣权重分，填写出现一项不合格扣权重分，权重分扣完为止。

（五）现场考核评价流程及方法

1. 考核方法

1）每个县区调查 2 个机构，每个机构抽查 5 名患者，核实管理情况。

2）从国家结核病信息管理系统中导出肺结核患者列表（患者病案管理模块，按现住址浏览，登记时间为某年 1 月 1 日—12 月 31 日），从 12 月 31 日开始往前连续抽满 5 名患者，打印或记录患者基本信息。

3）在被考核乡镇卫生院/社区卫生服务中心查看"乡级肺结核病人管理登记本"和"肺结核患者第一次入户随访记录表"，均有患者管理相关记录判为实际管理。肺结核患者第一次入户随访记录表一般保存在村级，可要求被考核乡镇提前收集。

4）电话访谈患者，了解管理真实性情况。

【示例】

2022 年某地开展年度基本公共卫生服务项目绩效评价，随机抽取某社区卫生服务中心进行考核。从国家结核病信息管理系统中导出患者列表（患者病案管理模块，按现住址浏览，登记时间为 2022 年 1 月 1 日—12 月 31 日），从 12 月 31 日开始往前连续抽满 5 名在治患者，打印或记录患者基本信息。在被考核社区卫生服务中心查看"乡级肺结核病人管理登记本"和"肺结核患者第一次入户随访记录表"，5 名患者均有管理相关记录。

考核结果：

肺结核患者管理率：5/5×100%＝100%

2. 肺结核患者管理核查表填写说明

1）每个街道（乡镇）抽查 5 名患者。从国家结核病信息管理系统中导出患者列表（患者病案管理模块，按现住址浏览，登记时间为年度 1 月 1 日—12 月 31 日），从 12 月 31 日开始往前连续抽满 5 名患者，打印或记录患者信息。

2）在被考核乡镇卫生院/社区卫生服务中心查看乡级肺结核病人管理登记本、肺结核患者第一次入户随访记录表、肺结核患者治疗记录卡（健康手册）等相关记录，均有记录判为实际管理。

肺结核患者管理核查表（示例）

姓名	性别	年龄	治疗分类	开始治疗日期	电话	乡级肺结核病人管理登记本是否登记	第一次入户随访记录表是否记录	患者治疗记录卡是否记录	是否实际管理	患者管理率

二、肺结核患者规则服药率

（一）评价对象

基层卫生医疗机构。

（二）指标说明

基层医疗卫生机构按照肺结核患者健康管理服务规范要求，对管理的患者开展规范的随访和督导服药，反映肺结核患者健康管理服务质量。

（三）数据资料来源

国家结核病信息管理系统，街镇级肺结核病人管理登记本，每月随访表，治疗管理卡。电话核查真实性 5 例。

（四）评分标准

得分=肺结核患者规则服药率/年度绩效目标值×权重分；肺结核患者规则服药率≥年度绩效目标值得权重分。发现不真实管理情况，发现一例扣权重分，扣完为止。发现不真实服药情况，发现一例扣权重分，填写出现一项不合格扣权重分，权重分扣完为止。

（五）现场考核评价流程及方法

1. 考核方法

1）每个县区调查 2 个机构，每个机构抽查 5 名患者，核实规则服药情况。

2）从国家结核病信息管理系统中导出患者列表（患者病案管理模块，按现住址浏览，登记时间为某年 1 月 1 日—12 月 31 日），从 12 月 31 日开始往前连续抽满 5 名完成疗程的患者，打印或记录患者信息。

3）在被考核乡镇卫生院/社区卫生服务中心，查看肺结核患者随访服务记录表上的服药率，超过 90% 判为规则服药。肺结核患者随访记录表一般保存在村级，可要求被考核乡镇提前收集。

4）电话访谈患者，了解服药真实性情况。

【示例】

2022年某地开展年度基本公共卫生服务项目绩效评价，随机抽取某社区卫生服务中心进行考核。从国家结核病信息管理系统中导出患者列表（患者病案管理模块，按现住址浏览，登记时间为2021年1月1日—12月31日），从12月31日开始往前连续抽5名完成疗程的患者，打印或记录患者信息。在被考核社区卫生服务中心查看肺结核患者随访服务记录表上的服药率，5名患者服药率均达到或超过90％。

考核结果：

肺结核患者规则服药率：$5/5 \times 100\% = 100\%$

2.肺结核患者规则服药率核查表填写说明

1）每个街道（乡镇）抽查5名结案患者。从国家结核病信息管理系统中导出患者列表（患者病案管理模块，按现住址浏览，登记时间为年度1月1日—12月31日），从12月31日开始往前连续抽满5名患者。

2）在被考核乡镇卫生院/社区卫生服务中心，查看乡级肺结核病人管理登记本、肺结核患者治疗记录卡（健康手册）相关记录，均有记录且实际服药次数占应服药次数比例≥90％判为规则服药。

肺结核患者规则服药率核查表（示例）

姓名	性别	年龄	治疗分类	开始治疗日期	电话	乡级肺结核病人管理登记本是否登记	患者治疗记录卡记录的实际服药次数占应服药次数比例（≥90％为规则服药）	是否规则服药	患者规则服药率

注：肺结核患者规则服药率＝按照要求规则服药的肺结核患者人数/同期辖区内已完成治疗的肺结核患者人数×100％。规则服药：在整个疗程中，患者在规定的服药时间实际服药次数占应服药次数的90％以上。

肺结核患者管理和服药真实性调查问卷

1.在乡级肺结核病人管理登记本年度登记管理的患者中，从12月31日开始往前连续抽满5名完成疗程的患者，核查真实性。

2.核实被访者姓名后，按照核查表要求进行电话访谈，并如实记录。根据核查情况，将各题回答结果的选项序号填在"回答"栏中。

3.根据肺结核患者第一次入户随访记录表和肺结核患者随访服务记录表记录，与核查表访谈记录进行比对，核查档案真实性。

考核单位名称：

序号	问题		回答
1	**基础资料**		
1.1	患者姓名：•		—
1.2	性别：① 男　② 女		—
1.3	联系方式：		
1.4	居住地：　　　县(区)　　　乡镇(社区)　　　街道(居委会/村)		
1.5	回答问题者与核查对象的关系： ① 本人　② 家属　③ 其他(　　)		
2	**患者管理真实性**		
2.1	确诊为结核病后,是否服用抗结核药品？ ① 是　② 否		
2.2	基层医疗卫生机构是否对患者进行访视？（可以是门诊或家庭访视） ① 是　② 否		
3	**规则服药真实性**		
3.1	服药期间是否有个人原因导致中断服药的情况？ ① 否　② 是(选择否,问卷结束)		
3.2	如果有,是否超过了应服药次数的10%？（中断服药次数/应服药次数,应服药次数根据患者在社区治疗时间计算） ① 否　② 是		
4	**核查结果判断**		
4.1	**患者管理真实性：** 2.1、2.2均选择①的,判为真实管理		
4.2	**规则服药真实性：** 无个人原因导致中断服药的或者中断服药次数小于10%的,判为规则服药		

真实性核查：抽查5例患者,管理真实____例,
　　　　　　抽查5例患者,规则服药真实____例。

三、糖尿病患者和65岁以上老人肺结核可疑症状者转诊率

（一）评价对象

基层卫生医疗机构。

（二）指标说明

基层医疗卫生机构在对辖区内的糖尿病患者和65岁以上的老人进行常规体检工作中开展结核病的主动筛查工作,发现的肺结核可疑症状者及时转诊到社区卫生服务中心（卫生院）开展胸片检查,做到早期发现。

（三）数据资料来源

查看糖尿病患者和65岁以上老人体检一览表、转诊单、X光胸片结果,抽查已体检并发现肺结核可疑症状的糖尿病患者10例和65岁以上老年人10例,核查这些肺结核可疑症状者是否转诊并进行胸片筛查。

（四）评分标准

得分＝糖尿病患者和65岁以上老人肺结核可疑症状者转诊率/年度绩效目标值×权重分。

（五）现场考核评价流程及方法

考核方法：

1）每个区调查 2 个机构，每个机构抽查糖尿病患者和 65 岁以上老人体检时发现的肺结核可疑症状者（各 10 例）推荐转诊和胸片筛查情况。

2）糖尿病患者和 65 岁以上老人体检时发现的肺结核可疑症状者人数：连续核查健康体检表，凡在症状的第七项"慢性咳嗽"和第八项"咳痰"任意一项打钩者为肺结核可疑症状者，一直核查到满 10 例为止。肺结核可疑症状者不足 10 例的机构需要核查所有体检表。

3）推荐到社区卫生服务中心开展胸片检查的肺结核可疑症状者数：可疑症状者推荐转诊到社区卫生服务中心进一步检查的人数。核实推荐单和胸片结果。

【示例】

2022 年某地开展年度基本公共卫生服务项目绩效评价，随机抽取某社区卫生服务中心进行考核。查看糖尿病患者和 65 岁以上老人体检一览表、转诊单、X 光胸片结果。其中，抽查已体检并有肺结核可疑症状的糖尿病患者和 65 岁以上老年人各 10 例，此 20 例肺结核可疑症状者均已转诊到社区卫生服务中心开展胸片筛查（20 例均有 X 光胸片结果）。

考核结果：糖尿病患者和 65 岁以上老人肺结核可疑症状者转诊率：20/20×100％＝100％。

第三节　相关疑问解答

1. "辖区内确诊的常住肺结核患者"，其中包括流动人口患者吗？

答：常住肺结核患者是指辖区内常住人口中的肺结核患者。具体指实际经常居住在辖区半年以上的人口。包括：户籍在本辖区，平时也居住在本辖区；户籍不在本辖区，但在本辖区居住半年及以上。不包括：户籍在本辖区，但离开本地半年以上。对于流动人口患者，只要在本辖区居住半年及以上，就属于服务对象。

2. 对于住院患者，应何时对他们开展第一次入户随访？

答：要等患者出院后才开始第一次入户随访。

3. "肺结核患者第一次入户随访记录表"如何填取药时间和地点？

答：这是指患者下一次复诊取药的定点医疗机构地址和时间。在随访后，要跟患者确定一个月后（偏远的地方是两个月后）复诊取药的定点医疗机构地址和时间。随访人员记录下这个地点和时间，以便到时提醒患者复诊取药。

4. "肺结核患者随访服务记录表"要填多少次？

答：如果是基层医生对患者进行督导服药的，那么只需每月随访评估 1 次并记录，这样治疗 6 个月的患者就需要 6 次的随访记录表和 1 次的第一次入户随访表。如果是家属督导服药或患者自服药，那么基层医生就要在患者治疗强化期（2 个月）每 10 天随访评估 1 次，继续期（4 个月）每月随访 1 次，治疗 6 个月的患者就需要 10 次的随访记录表和 1 次的第一次入户随访表。注意：江苏省要求医务人员督导和家庭督导员督导频次一致（暂定）。

5. 在随访记录表中，如何填写患者的"用药"情况？

答：用药情况，是专指患者抗结核药品的使用情况，包括化疗方案、用法和药品剂型等。

基层医生可以从患者的"肺结核患者治疗记录卡"(耐药患者为"耐多药肺结核患者服药卡")中获得患者的用药情况。

6. "肺结核患者随访服务记录表"中,对于"全程管理情况"栏何时填写,如何填写?

答:患者进行结案评估后,才填写"全程管理情况"栏。在该栏中"应访视患者次数"可按照频次要求计算获得。举例说明:由医生督导服药且治疗6个月的患者,应访视次数为7次(6次随访和1次第一次入户随访);由家属督导服药且治疗5个月(强化期1个月,继续期4个月)的患者,应访视次数为8次(7次随访和1次第一次入户随访)。注意:江苏省要求医务人员督导和家庭督导员督导频次一致(暂定)。

7. "肺结核患者随访服务记录表"中,"全程管理情况"栏的应服药次数如何估算?

答:用"停止治疗日期"减去患者在社区"开始服药日期",并排除期间患者因不良反应而暂停服药的天数,即为应服药次数。"开始服药日期",可用"第一次入户随访日期"替换计算。

8. 对于工作指标"肺结核患者管理率",分子如何界定?

答:该指标的分子为"已管理的患者"数量。"已管理的患者"是指基层医生对患者进行了第一次入户随访,且记录了"肺结核患者第一次入户随访记录表"的患者。

9. 如何理解工作指标"肺结核患者规则服药率"的分子与分母?

答:对于该项工作指标,《规范》明确:肺结核患者规则服药率=按照要求规则服药的肺结核患者人数/同期辖区内已完成治疗的肺结核患者人数×100%;"规则服药"指在整个疗程中,患者在规定的服药时间实际服药次数占应服药次数的90%以上。如计算某年肺结核患者规则服药率,则应将年度内登记管理并完成治疗的患者,通过队列分析每1例患者是否规则服药,如果规则服药就作为分子。分母则是指疗程已结束的患者总数(即可以进行结案评估的患者)。

10. 应由谁提供农村结核病患者的健康管理服务?

答:结核病患者的健康管理服务是由基层医疗卫生机构来提供,社区医生、乡镇医生或者村医都可以实施。考虑到农村地区地域广、交通不便利等条件,建议在农村主要由村医为患者提供管理服务。

11. 凡是发现肺结核可疑者都要推介转诊吗?

答:原则上是的。但在转诊之前,要对可疑者进行初步的鉴别诊断,排除明确的慢性支气管炎、肺气肿等疾病。有条件的基层医疗卫生机构,可对患者开展胸部X线影像检查后再转诊疑似患者。

12. 对于第一次入户,患者拒绝医生上门,可否电话访视?

答:《国家基本公共卫生服务规范(第三版)》没有明确规定,但原则上不允许用电话来替代第一次入户。因为只有入户才能评估并指导患者的居住环境,以减少结核菌的传播。然而现实中的确存在拒绝医生上门评估的患者,但不多。对于这类患者,我们会要求上级专业机构在之前就对患者进行重点沟通,向患者说明健康管理的意义、配合基层医生完成疗程的重要性等。如果患者坚决拒绝(以保护隐私为由,拒绝基层医生随访),定点医疗机构则不会将该患者的名单告诉基层,基层就不需要对该患者进行管理。

| 第四节 | 本章自测试题及答案 |

一、单选题

1. 社区卫生服务中心对主动就诊和村推介的可疑肺结核患者应动员检查　　（　）

    A. 自费 X 线胸透　　　　　　　　　　B. 自费 X 线胸片

    C. 免费 X 线胸透　　　　　　　　　　D. 免费 X 线胸片

2. 开展肺结核重点人群主动筛查,包括　　（　）

    A. 病原学阳性肺结核患者的密切接触者　B. 65 岁以上老人

    C. 糖尿病患者　　　　　　　　　　　D. 以上全是

3. 我国疾病预防控制传染病网络直报系统开始启动和运行时间是　　（　）

    A. 2003 年 12 月　　　　　　　　　　B. 2004 年 1 月

    C. 2004 年 3 月　　　　　　　　　　D. 2004 年 6 月

4. 可疑肺结核症状包括　　（　）

    A. 咳嗽、咳痰两周以上　　　　　　　B. 咯血或者痰中带血

    C. 低热、盗汗　　　　　　　　　　　D. 以上都是

5. 引起全球结核病疫情回升的主要原因是　　（　）

    A. 移民和难民增加

    B. 人类免疫缺陷病毒(HIV)感染和艾滋病(AIDS)的流行

    C. 耐多药病例增加

    D. 以上都是

6. 在《中华人民共和国传染病防治法》中,肺结核病被列为哪一类传染病　　（　）

    A. 甲类　　　　　　　　　　　　　　B. 乙类

    C. 丙类　　　　　　　　　　　　　　D. 未被列入法定传染病

7. 肺结核患者的服药督导员是由_____确定的　　（　）

    A. 患者本人

    B. 医务人员

    C. 患者家属

    D. 医务人员与患者、家属协商确定(优先医务人员,亦可为患者家属或志愿者)

二、多选题

1. 按照《国家基本公共卫生服务规范(第三版)》要求,以下哪些情况需要向上级专业机构报告　　（　）

    A. 第一次入户访视,72 小时内 2 次访视均未见到患者

    B. 患者漏服药次数超过 1 周及以上

    C. 患者从本辖区居住地迁出

    D. 患者发生咳血

2.《肺结核患者健康管理服务规范(第三版)》中的服务对象包括　　（　）

    A. 辖区内确诊的常住肺结核患者

    B. 户籍在本辖区,平时也居住在本辖区

C. 户籍不在本辖区,但在本辖区居住半年以上

D. 户籍在本辖区,但离开本地半年以上

3. 第一次入户随访健康教育及培训内容有 （　　）

    A. 肺结核治疗疗程 　　　　　B. 密切接触者检查

    C. 不规律服药的危害 　　　　　D. 服药后不良反应及处理

4. 国家结核病免费政策内容有 （　　）

    A. 治疗前诊断胸片免费 　　　　　B. 所有痰涂片检查免费

    C. 免费提供不住院治疗抗结核药物 　　　　　D. 治疗末胸片免费

5. 结核病的易感人群包括 （　　）

    A. 生活贫困、居住拥挤者 　　　　　B. 免疫力低下者

    C. 胃大部切除术后人群 　　　　　D. 长期营养不良人群

6. 按照《国家基本公共卫生服务规范(第三版)》要求,肺结核患者管理率＝已管理的肺结核患者人数/辖区同期内经上级定点医疗机构确诊并通知基层医疗卫生机构管理的肺结核患者人数×100％,下列关于分子"已管理的肺结核患者"的解释哪些不正确 （　　）

    A. 必须是已开展第一次入户随访的肺结核患者

    B. 必须是已完成治疗的肺结核患者

    C. 必须是上级医疗机构确诊并通知基层医疗卫生机构管理的肺结核患者

    D. 必须是已规则服药的肺结核患者

    E. 必须是达到《规范》要求随访频次的肺结核患者

参考答案

一、单选题

1. D　**2.** D　**3.** B　**4.** D　**5.** D　**6.** B　**7.** D

二、多选题

1. ABC　**2.** ABC　**3.** ABCD　**4.** ABCD　**5.** ABCD　**6.** BDE

第十三章

中医药健康管理

导　语

　　本章节主要围绕《国家基本公共卫生服务规范（第三版）》老年人、0～36个月儿童中医药健康管理服务规范相关要点及绩效评价考核内容，针对日常管理工作，从报表填报、健康管理率等方面，就现场考核要点、考核流程、评分方式及相关疑问解答等内容展开编写。

第一节　绩效评价相关要点

第一部分　老年人中医药健康管理服务

一、定义

　　老年人中医药健康管理指每年为65岁及以上老年人做1次中医体质辨识，根据不同体质进行个体化中医健康指导。

二、服务对象老年人

　　辖区内65岁及以上常住居民。

三、老年人中医药健康管理服务流程图

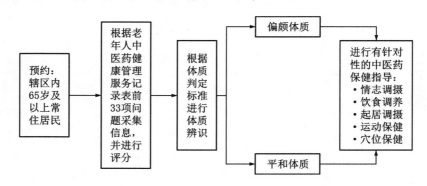

四、服务要求

　　1. 开展老年人中医药健康管理服务可结合老年人健康体检和慢性病患者管理及日常诊疗时间。

2. 开展老年人中医药健康管理服务的乡镇卫生院、村卫生室和社区卫生服务中心（站）应当具备相应的设备和条件。有条件的地区应利用信息化手段开展老年人中医药健康管理服务。

3. 开展老年人中医体质辨识工作的人员应当为接受过老年人中医药知识和技能培训的卫生技术人员。开展老年人中医药保健指导工作的人员应当为中医类别执业（助理）医师或接受过中医药知识和技能专门培训、能够提供上述服务的其他类别医师（含乡村医生）。

4. 服务机构要加强与村（居）委会、派出所等相关部门的联系，掌握辖区内老年人口信息变化。

5. 服务机构要加强宣传，告知服务内容，使更多的老年人愿意接受服务。

6. 每次服务后要及时、完整记录相关信息，纳入老年人健康档案。

五、基本公共卫生服务项目报表

基本公共卫生服务项目报表每年通过国家基本公共卫生服务项目管理信息系统上报，上报频次为一年两次，年中上报自然年度 1 月 1 日至 6 月 30 日管理数据，年终上报自然年度数据。由社区卫生服务中心上报，依次通过区、市、省三级审核后正式上报至国家基本公共卫生服务项目管理信息系统，数据一经上报不可更改。

1. 辖区内 65 岁及以上常住居民数（人）：依据当年《关于做好××××年国家基本公共卫生服务项目工作的通知》文件中规定的 65 岁及以上常住居民数填报。

2. 接受中医药健康管理服务 65 岁及以上居民数（人）：建立了健康档案，并从年初到统计时间点接受了中医体质辨识、中医药保健指导，服务记录表填写完整的 65 岁及以上居民数。

3. 老年人中医药健康管理率（％）：年内接受中医药健康管理服务 65 岁及以上居民数/辖区内 65 岁及以上常住居民数×100％。

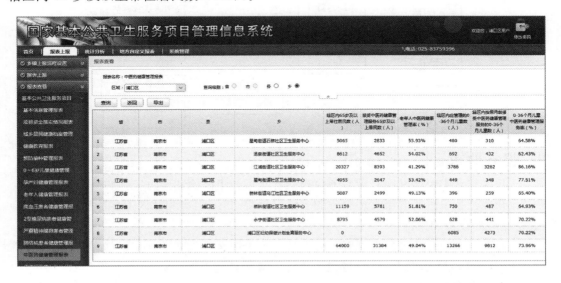

六、现场评价指标

基本公共卫生服务 65 岁及以上老年人健康管理绩效现场评价,针对项目执行和项目效果,主要结合基本公共卫生服务半年度报表和年度报表。项目执行涉及指标为老年人中医药健康管理率,项目效果涉及重点人群管理效果,考核指标为 65 岁及以上老年人中医体质辨识和中医药保健指导(各指标定义见上文,现场考核评价流程及方法见第二节)。

第二部分　0～36 个月儿童中医药健康管理服务

一、定义

0～36 个月儿童中医药健康管理指在儿童 6、12、18、24、30、36 月龄时,对儿童家长进行中医药健康指导。

二、服务对象

辖区内常住的 0～36 个月儿童。

三、0～36 个月儿童中医药健康管理服务流程图

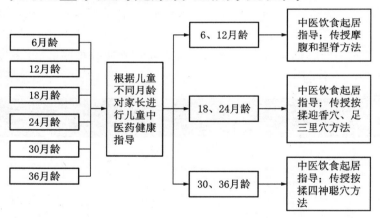

四、服务要求

1. 开展儿童中医药健康管理服务应当结合儿童健康体检和预防接种的时间。

2. 开展儿童中医药健康管理服务的乡镇卫生院、村卫生室和社区卫生服务中心(站)应当具备相应的设备和条件。

3. 开展儿童中医药健康管理服务的人员应当为中医类别执业(助理)医师,或接受过儿童中医药保健知识和技能培训、能够提供上述服务的其他类别医师(含乡村医生)。

4. 服务机构要加强宣传,告知服务内容,提高服务质量,使更多的儿童家长愿意接受服务。

5. 每次服务后要及时记录相关信息,纳入儿童健康档案。

五、基本公共卫生服务项目报表

基本公共卫生服务项目报表每年通过国家基本公共卫生服务项目管理信息系统上报，上报频次为一年两次，年中上报自然年度 1 月 1 日至 6 月 30 日管理数据，年终上报自然年度数据。由社区卫生服务中心上报，依次通过区、市、省三级审核后正式上报至国家基本公共卫生服务项目管理信息系统，数据一经上报不可更改。

1. 辖区内 0～36 个月儿童数（人）：截至统计时间点，辖区内常住的 0～36 个月儿童数。如无法获取实时数据，可采用上一年末 0～36 个月儿童数。

2. 辖区内按照月龄接受中医药健康管理服务的 0～36 个月儿童数（人）：从年初到统计时间点，辖区内按照月龄接受中医药健康管理服务的 0～36 个月儿童数。

3. 0～36 个月儿童中医药健康管理服务率（％）：年度辖区内按照月龄接受中医药健康管理服务的 0～36 个月儿童数/年度辖区内应管理的 0～36 个月儿童数×100％。

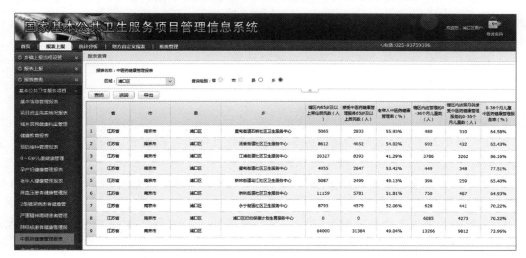

六、现场评价指标

基本公共卫生服务 0～36 个月儿童健康管理绩效现场评价，针对项目执行和项目效果，主要结合基本公共卫生服务半年度报表和年度报表。项目执行涉及指标为 0～36 个月儿童健康管理，包括 0～36 个月儿童中医药健康管理服务率（各指标定义见上文，现场考核评价流程及方法见第二节）。

第二节　现场考核评价流程及方法

第一部分　老年人中医药健康管理服务

老年人中医药健康管理绩效评价现场考核，项目区抽取若干家基层医疗卫生机构开展评价,由项目区提供人口统计学资料、基本公共卫生服务报表,结合区域医疗卫生服务机构管理信息系统,通过现场查阅资料、实地核查、人员访谈、问卷调查、核对信息化平台数据等形式开展。

老年人中医药健康管理率

（一）评价对象

绩效考核评价对象为随机抽取的项目区内社区卫生服务中心（站）。

（二）指标说明

年度内接受中医药健康管理服务的老年人人数比例,反映老年人中医药管理服务数量和服务质量情况。

（三）数据资料来源

1. 项目区考核年度全区、各基层医疗卫生机构老年人中医药健康管理人数和分配任务数。

2. 基层医疗卫生机构提供老年人中医药健康管理档案及记录。

3. 根据年度绩效评价方案,每个机构随机抽取若干份老年人中医药健康管理档案,核查是否为有效档案。

（四）评分标准

1. 现场考核

得分＝老年人中医药健康管理服务率/年度绩效目标值×权重分,老年人中医药健康管理服务率≥年度绩效目标值,则现场考核得满分。

1）老年人中医药健康管理服务率＝区校正的老年人中医药健康管理人数/区辖区内 65 岁及以上常住居民数×100％。

2）区校正的老年人中医药健康管理人数＝区上报考核老年人中医药健康管理人数×（抽查发现的有效档案数/抽查档案数）。

3）有效档案数/抽查档案数,结果不超过 1。

2. 复核得分

现场核实老年人中医药健康管理档案数＝机构现场统计的老年人中医药健康管理人数×（抽查发现的机构核实的有效档案数/抽查档案数）。

误差＝|区级考核结果－市级现场考核结果|×100％。误差得分＝5％/误差×0.5分,误差≤5％,得满分。

（五）现场考核评价流程及方法

1. 有效档案

1）定义:建立了健康档案,年度内接受了中医体质辨识、中医药保健指导,服务记录表填写完整。

2）考核方法:基层医疗卫生机构登录区域医疗卫生服务机构管理信息系统,在老年人健康管理界面,设置查询条件"评估日期"为考核年度 1 月 1 日至统计时间点,获得信息平台内本机构考核时间段的老年人中医药管理数。根据系统获得的老年人中医药健康管理数,按照随机抽样的方法（如等间距抽样）抽取若干份档案,核查年度内是否接受过 1 次中医体质辨识和中医药保健指导,计算有效率,有效率＝有效档案数/抽取档案数×100％。计算报

表与现场复核的误差,误差＝|(有效率×机构/项目区系统获得的老年人中医药健康管理数－机构/项目区上报管理人数)/(机构/项目区上报管理人数)|×100%。

3)健康管理率计算公式:健康管理率＝系统获得的管理患者数×有效率/分配任务数×100%。

【示例】

2022年度某地开展年度基本公共卫生服务项目绩效评价,随机抽取某社区卫生服务中心,辖区当年分配的老年人中医药健康管理任务数为4 500人,机构上报"老年人中医药健康管理人数"为4 800人。登录区域卫生信息平台,设置随访日期为2022年1月1日—2022年12月31日,系统显示筛选老年人中医药健康管理4 900人。根据已管理人数,每间隔245人抽取一份老年人中医药健康管理档案,核查2022年是否有中医体质辨识、中医药保健指导服务记录。共抽取20份档案,核查结果为有效档案19份。

有效率:19/20×100%＝95%;

误差:|95%×(4 900－4 800)/4 900|×100%＝1.94%,误差≤5%,指标复核得满分;

健康管理率:4 900×95%/4 500×100%＝103.44%,管理率≥70%,得满分。

4)老年人中医药健康管理档案有效性核查表填写说明

(1)被考核的样本机构随机抽查20名已接受中医药健康管理的老年人档案,核查有效性。

(2)根据档案记录,核查其年度内中医药健康管理服务记录表是否符合中医药健康管理服务规范的要求。

(3)核查中医体质辨识表中33项问题是否完整采集并正确填写体质类型和体质辨识。

(4)核查中医药健康管理记录表中是否填写中医药健康指导。

老年人中医药健康管理档案有效性核查表(示例)

2	老年人中医药健康管理规范性	
2.1	是否建立健康档案 ① 是　② 否(视为不合格)	
2.2	××××年中医药健康管理服务记录表中,中医体质辨识表中33项问题信息是否完整采集 ① 是　② 否(视为不合格)	
2.3	××××年中医药健康管理服务记录表中,是否根据体质判定标准表的记录情况,完整且正确地填写体质类型和体质辨识 ① 是　② 否(视为不合格)	
2.4	××××年中医药健康管理服务记录表中,是否填写中医药保健指导 ① 是　② 否(视为不合格)	
3	**考核结果**	
3.1	**是否有效:① 有效　② 无效**	

2.老年人中医药健康管理真实性核查表填写说明

1)根据系统获得的老年人中医药健康管理数,按照随机抽样的方法(如等间距抽样),抽取5份已接受中医药健康管理的老年人档案。

2)通过入户访谈、电话访谈等方式开展,核实档案真实性。

3)真实性:不真实1例,扣1分。

4）真实性核查要点:核查抽取的档案中当年老年人中医药健康管理服务记录是否符合中医药健康管理服务规范的要求,核查中医体质类型,以及体重、腰围、胖瘦等与中医健康管理服务记录表不符的内容(详见老年人中医药健康管理真实性核查工具表)。

老年人中医药健康管理真实性核查表(示例)

序号	问题	回答
1	**基础资料**	
1.1	档案编号:	
1.2	档案类型:① 纸质档案　② 电子档案	
1.3	姓名:	
1.4	性别:① 男　② 女	
1.5	联系方式:	
2	**老年人中医药健康管理真实性**	
2.1	在过去的一年中,基层医疗机构给您做过中医体质辨识和保健指导吗? ① 接受过　② 没有体质辨识,与记录相符　③ 没有中医指导,与记录相符　④ 没有体质辨识,与记录不相符(视为不真实)　⑤ 没有中医指导,与记录不相符(视为不真实)　⑥ 不清楚或记不清(失访)	
2.2	与中医健康管理服务记录表不符的内容(有一项与记录不符视为不真实) ① 中医体质类型,体重、腰围、胖瘦(对应9/28项)　② 是否容易过敏(对应18项)	
2.3	从事中医健康管理医护人员回答(②/③/④项为否,加执业类别为临床视为不真实) ① 执业类别(临床、中医)　② 体质辨识软件(有、无)　③ 参加专题培训(有、无) ④ 工作流程熟练掌握(是、否)	
3	**考核结果**	
3.1	是否真实:① 真实　② 不真实	

第二部分　0～36个月儿童中医药健康管理服务

0～36个月儿童中医药健康管理绩效评价现场考核,项目区抽取若干家基层医疗卫生机构开展评价,由项目区提供人口统计学资料、基本公共卫生服务报表,结合区域医疗卫生服务机构管理信息系统,通过现场查阅资料、实地核查、人员访谈、问卷调查、核对信息化平台数据等形式开展。

0～36个月儿童中医药健康管理率

（一）评价对象

绩效考核评价对象为随机抽取的项目区内社区卫生服务中心(站)。

（二）指标说明

年度内接受中医药健康管理服务的0～36个月儿童人数比例,反映儿童中医药管理服务数量和服务质量情况。

（三）数据资料来源

1. 项目区考核年度全区、各基层医疗卫生机构0～36个月儿童中医药健康管理人数和分配任务数。

2. 基层医疗卫生机构提供0～36个月儿童中医药健康管理档案及记录。

3. 根据年度绩效评价方案,每个机构随机抽取若干份0～36个月儿童中医药健康管理档案,核查是否为有效档案。

（四）评分标准

1. 现场考核

得分＝0～36个月儿童中医药健康管理服务率/年度绩效目标值×权重分,0～36个月儿童中医药健康管理服务率≥年度绩效目标值,则现场考核得满分。

1）0～36个月儿童中医药健康管理服务率＝区校正的0～36个月儿童中医药健康管理人数/区辖区内0～36个月儿童数×100%。

2）区校正的0～36个月儿童中医药健康管理人数＝区上报考核0～36个月儿童中医药健康管理人数×(抽查发现的有效档案数/抽查档案数)。

3）有效档案数/抽查档案数,结果不超过1。

2. 复核得分

现场核实0～36个月儿童中医药健康管理档案数＝机构现场统计的0～36个月儿童中医药健康管理人数×(抽查发现的机构核实的有效档案数/抽查档案数)。

误差＝|（区级考核结果－市级现场考核结果）|×100%。误差得分＝5%/误差×0.5分,误差≤5%,得满分。

（五）现场考核评价流程及方法

1. 有效档案

1）定义:符合国家中医药健康管理服务规范要求(6个月、12个月儿童传授摩腹捏脊方法;18个月、24个月儿童传授按揉迎香穴、足三里穴方法;30个月、36个月儿童传授按揉四神聪穴方法。

2）考核方法:基层医疗卫生机构登录区域医疗卫生服务机构管理信息系统,在0～36个月儿童健康管理界面,设置查询条件"评估日期"为考核年度1月1日至统计时间点,获得信息平台内本机构考核时间段的0～36个月儿童中医药健康管理数。根据系统获得的0～36个月儿童中医药健康管理数,按照随机抽样的方法(如等间距抽样),抽取若干份档案,核查年度内是否符合国家中医药健康管理服务规范要求(6个月、12个月儿童传授摩腹捏脊方法;18个月、24个月儿童传授按揉迎香穴、足三里穴方法;30个月、36个月儿童传授按揉四神聪穴方法)。有效率＝有效档案数/抽取档案数×100%。计算报表与现场复核的误差,误差＝|（有效率×机构/项目区系统获得的0～36个月儿童中医药健康管理数－机构/项目区上报管理人数)/(机构/项目区上报管理人数)|×100%。

3）健康管理率计算公式:健康管理率＝系统获得的管理患者数×有效率/分配任务数×100%。

【示例】

2023年度某地开展年度基本公共卫生服务项目绩效评价,随机抽取某社区卫生服务中心,辖区当年分配的0～36个月儿童中医药健康管理任务数为3 000人,机构上报"0～36个月儿童中医药健康管理人数"为 3 030 人。登录区域卫生信息平台,设置随访日期为 2023 年 1 月 1 日—2023 年 12 月 31 日,系统显示筛选 0～36 个月儿童中医药健康管理 3 200 人。根据已管理人数,每间隔 310 人抽取一份 0～36 个月儿童中医药健康管理档案,核查 2023 年是否符合国家中医药健康管理服务规范要求(6 个月、12 个月儿童传授摩腹捏脊方法;18 个月、24 个月儿童传授按揉迎香穴、足三里穴方法;30 个月、36 个月儿童传授按揉四神聪穴方法。有相关记录)。共抽取 10 份档案,核查结果为有效档案 9 份。

有效率:$9/10 \times 100\% = 90\%$;

误差:$|90\% \times (3\ 200 - 3\ 030)/3\ 200| \times 100\% = 4.78\%$,误差 $\leqslant 5\%$,指标复核得满分;

健康管理率:$3\ 200 \times 90\%/3\ 000 \times 100\% = 96.0\%$,管理率 $\geqslant 65\%$,得满分。

2. 0～36 个月儿童中医药健康管理真实性核查表填写说明

1)根据系统获得的 0～36 个月儿童中医药健康管理数,按照随机抽样的方法(如等间距抽样),抽取 2 份已接受中医药健康管理的 0～36 个月儿童档案。

2)通过入户访谈、电话访谈等方式开展,核实档案真实性。

3)真实性:不真实 1 例,扣 1 分。

4)真实性核查要点:核查抽取的档案中当年 0～36 个月儿童中医药健康管理服务记录是否符合中医药健康管理服务规范的要求,核查中医指导内容是否与记录表一致(详见 0～36 个月儿童中医药健康管理真实性核查工具表)。

0～36 个月儿童中医药健康管理真实性核查表(示例)

序号	问题	回答
1	**基础资料**	
1.1	档案编号:	
1.2	档案类型:① 纸质档案　② 电子档案	
1.3	姓名:	
1.4	性别:① 男　② 女	
1.5	联系方式:	
2	**中医药健康管理真实性**	
2.1	在过去的一年中,基层医疗机构医生给你的宝宝做过中医指导吗? ① 指导过,并且有宣传单,与记录相符　② 指导过,但没有宣传单,与记录相符 ③ 没有指导过,但是有宣传单,与记录相符　④ 没有中医指导,也没有宣传单(视为不真实)　⑤ 不清楚或记不清(失访)	
2.2	中医指导内容是否与记录表一致? ① 6 个月、12 个月儿童传授摩腹捏脊方法　② 18 个月、24 个月儿童传授按揉迎香穴、足三里穴方法　③ 30 个月、36 个月儿童传授按揉四神聪穴方法	
2.3	从事儿童中医健康管理医护人员回答(②/③/④项为否,加执业类别为临床视为不真实) ① 执业类别(临床、中医)　② 现场能否进行中医操作(能、否)　③ 参加专题培训(有、无)　④ 工作流程熟练掌握(是、否)	
3	**考核结果**	
3.1	**是否真实:① 真实　② 不真实**	

第三节　相关疑问解答

1. 老年人中医药健康管理的服务对象是指哪类人群？

答：辖区内居住半年以上的 65 岁及以上老年人都是老年人中医药健康管理服务对象。

2. 中医体质辨识的工作内容包括哪些？

答：包括以下内容：

（1）按照"老年人中医药健康管理服务记录表"的 33 项问题逐条采集信息，再根据体质判定标准表的要求，将每种体质的得分计算出来，判定出该居民的体质类型。

（2）根据居民的体质类型，从情志调摄、饮食调养、起居调摄、运动保健、穴位保健几方面进行有针对性的健康指导。

（3）具体情况记录在居民健康档案中。

3. 老年人中医药健康管理项目工作指标包括哪些？与 2011 年版相比有哪些变化？

答：《国家基本公共卫生服务规范（第三版）》中，老年人中医药健康管理项目只有 1 个工作指标，即"老年人中医药健康管理率"。

老年人中医药健康管理率＝年内接受中医药健康管理服务的 65 岁及以上居民数/年内辖区内 65 岁及以上常住居民数×100％。

接受中医药健康管理是指建立健康档案、接受中医体质辨识和中医药保健指导、服务记录表填写完整等四个方面。

4. 填写老年人中医药健康管理服务记录表有哪些注意事项？

答：在填表的时候一定要按照填表说明进行询问和操作：

（1）采集信息时要能够反映老年人平时的感受，避免采集老年人的即时感受。

（2）采集信息时要避免主观引导老年人的选择。

（3）记录表所列问题不能空项，须全部询问填写。

（4）询问结果应在相应分值内画"√"，并将计算得分填写在相应空格内。

（5）中医体质辨识：医务人员应根据体质判定标准表进行辨识结果的判定。偏颇体质为"是""倾向是"，平和体质为"是""基本是"，并在相应选项上画"√"。

（6）中医药保健指导：在所提供指导对应的选项上画"√"，可多选。其他指导请注明。

5. 老年人中医药健康管理中，体质判定标准表有什么作用？与 2011 年版比较有哪些变化？

答：体质判定标准表采集信息后是指导计算每种体质的分值并判定该居民是哪种体质的标准。

《规范》（2015 年版）在标准表后增加了填表说明，以指导辨识结果发生矛盾时的解决方法，在 2011 年版中没有这部分内容。增加的内容如下：

（1）该表不用纳入居民的健康档案。

（2）体质辨识结果的准确性取决于接受服务者回答问题的准确程度，如果出现自相矛盾的问题回答，则会出现自相矛盾的辨识结果，需要提供服务者核对其问题回答的准确性。

具体处理方案有以下 5 种：

（1）在回答问题过程中及时提醒接受服务者理解所提问题。

（2）出现两种及以上判定结果即兼夹体质是正常的，比如气阴两虚，则两个体质都如实记录，以分数高的为主要体质进行指导。

（3）如果出现判定结果分数一致，则由中医师依据专业知识判定，然后进行指导。

（4）如果出现既是阴虚又是阳虚这样的矛盾判定结果，则要返回查找原因，帮助老年人准确采集信息，必要时由中医师进行辅助判定。

（5）如果出现每种体质都不是或者无法判断体质类型等情况，则返回查找原因，或需 2 周后重新采集填写。

6. 0～36 个月儿童中医药健康管理工作指标的数据来源于哪里？

答：0～36 个月儿童中医药健康管理项目的工作指标是 0～36 个月儿童中医药健康管理服务率。0～36 个月儿童中医药健康管理服务率＝年度辖区内按照月龄接受中医药健康管理服务的 0～36 个月儿童数/年度辖区内应管理的 0～36 个月儿童数×100%。分母"年度辖区内应管理的 0～36 个月儿童数"来源于妇幼相关年度报表。

第四节　本章自测试题及答案

一、判断题

1. 0～36 个月儿童中医药健康管理服务内容包括中医体质辨识和中医药保健指导。
（　　）

2. 每年为 0～36 个月儿童提供 1 次中医药健康管理服务。（　　）

3. 平和质(1)(2)(4)(5)(13)，其中(2)(4)(5)(13)反向计分。（　　）

4. 向家长提供儿童中医饮食调养、起居活动指导。（　　）

5. 总是(非常/每天)精神头足，乐于做事。体质辨识时在 1 分处画"√"。（　　）

二、单选题

1. 根据不同体质，除了从情志调摄、饮食调养方面进行相应的中医药保健指导，还应该从哪些方面进行指导（　　）

　　A. 起居调摄　　　B. 运动保健　　　C. 穴位保健　　　D. 以上都是

2. 下列哪项不是小儿病理特点（　　）

　　A. 易虚　　　　　B. 易实　　　　　C. 易积　　　　　D. 易寒

3. 0～36 个月儿童中医药健康管理服务流程不包括（　　）

　　A. 1、3 月龄　　B. 6、12 月龄　　C. 18、24 月龄　　D. 30、36 月龄

4. "老年人中医药健康管理服务记录表"中问题设立的数目是（　　）

　　A. 33　　　　　　B. 43　　　　　　C. 53　　　　　　D. 63

5. 体质辨识服务采集信息时要能够反映老年人平时的感受，避免采集老年人的（　　）

　　A. 近期感受　　　B. 即时感受　　　C. 长期感受　　　D. 以上都是

6. 下列各项中,不属于老年人中医药健康管理服务内容的是　　　　　　　(　　)
   A. 中医体质信息采集　　　　　　　B. 中医体质辨识
   C. 中医药治疗指南　　　　　　　　D. 中医药保健指导

三、填空题

1. 儿童中医药健康管理服务的对象是辖区内＿＿＿＿＿＿＿＿。

2. 每年为老年人提供＿＿＿＿＿＿＿次中医药健康管理服务,内容包括＿＿＿＿＿＿
   ＿＿＿＿＿和＿＿＿＿＿＿＿＿＿。

3. 在儿童＿＿＿＿、＿＿＿＿、＿＿＿＿、＿＿＿＿、＿＿＿＿、＿＿＿＿月龄时对儿童
   家长进行儿童中医药健康指导。

4. 在儿童6、12月龄给家长传授摩腹和＿＿＿＿＿＿方法;在18、24月龄传授按揉＿＿＿＿、
   足三里穴的方法;在30、36月龄传授按揉＿＿＿＿＿＿的方法。

5. 根据老年人不同体质从情志调摄、饮食调养、起居调摄、＿＿＿＿＿、穴位保健等方面
   进行相应的中医药保健指导。

参考答案

一、判断题

1. ×　2. ×　3. √　4. √　5. ×

二、单选题

1. D　2. C　3. A　4. A　5. B　6. C

三、填空题

1. 0～36个月儿童　**2.** 1　中医体质辨识　中医药健康指导　**3.** 6　12　18　24　30　36

4. 捏脊　迎香穴　四神聪穴　**5.** 运动保健

第十四章

传染病及突发公共卫生事件报告和处理服务

导　语

　　本章节主要围绕《国家基本公共卫生服务规范(第三版)》传染病及突发公共卫生事件报告和处理服务相关要点及绩效评价考核内容,针对日常管理工作,从报表填报、台账留存、报告率等多个角度,就现场考核要点、考核流程、评分方式及相关疑问解答等内容展开编写。

第一节　　绩效评价相关要点

一、相关定义

　　1. 传染病疫情报告率＝网络报告的传染病病例数/登记传染病病例数×100%。

　　2. 传染病疫情报告及时率＝报告及时的病例数/报告传染病病例数×100%。

　　3. 突发公共卫生事件相关信息及时报告率＝及时报告的突发公共卫生事件相关信息数/报告突发公共卫生事件相关信息数×100%。

二、服务对象

　　辖区内服务人口。

三、服务流程图

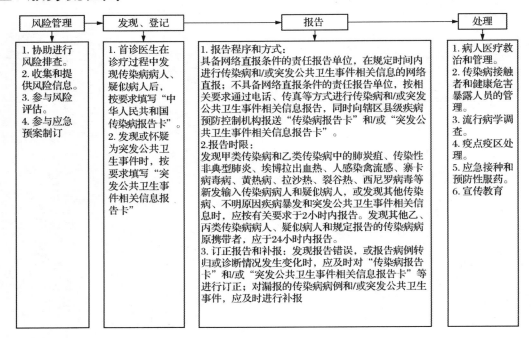

四、服务内容

（一）传染病疫情和突发公共卫生事件风险管理

在疾病预防控制机构和其他专业机构指导下，乡镇卫生院、村卫生室和社区卫生服务中心（站）协助开展传染病疫情和突发公共卫生事件风险排查、收集和提供风险信息，参与风险评估和应急预案制（修）订。突发公共卫生事件是指突然发生，造成或者可能造成社会公众健康严重损害的重大传染病疫情、群体性不明原因疾病、重大食物和职业中毒以及其他严重影响公众健康的事件。

（二）传染病和突发公共卫生事件的发现、登记

乡镇卫生院、村卫生室和社区卫生服务中心（站）应规范填写分诊记录、门诊日志、入/出院登记本、X线检查和实验室检测结果登记本或由电子病历、电子健康档案自动生成规范的分诊记录、门诊日志、入/出院登记、检测检验和放射登记。首诊医生在诊疗过程中发现传染病病人及疑似病人后，按要求填写"中华人民共和国传染病报告卡"或通过电子病历、电子健康档案自动抽取符合交换文档标准的电子传染病报告卡；发现或怀疑为突发公共卫生事件时，按要求填写"突发公共卫生事件相关信息报告卡"。

（三）传染病和突发公共卫生事件相关信息报告

1. 报告程序与方式：具备网络直报条件的机构，在规定时间内进行传染病和/或突发公共卫生事件相关信息的网络直报；不具备网络直报条件的，按相关要求通过电话、传真等方式进行报告，同时向辖区县级疾病预防控制机构报送"传染病报告卡"和/或"突发公共卫生事件相关信息报告卡"。

2. 报告时限：发现甲类传染病和乙类传染病中的肺炭疽、传染性非典型肺炎、埃博拉出血热、人感染禽流感、寨卡病毒病、黄热病、拉沙热、裂谷热、西尼罗病毒等新发输入传染病病人和疑似病人，或发现其他传染病、不明原因疾病暴发和突发公共卫生事件相关信息时，应按有关要求于2小时内报告。发现其他乙、丙类传染病病人、疑似病人和规定报告的传染病病原携带者，应于24小时内报告。

3. 订正报告和补报：发现报告错误，或报告病例转归或诊断情况发生变化时，应及时对"传染病报告卡"和/或"突发公共卫生事件相关信息报告卡"等进行订正；对漏报的传染病病例和突发公共卫生事件，应及时进行补报。

（四）传染病和突发公共卫生事件的处理

1. 病人医疗救治和管理：按照有关规范要求，对传染病病人、疑似病人采取隔离、医学观察等措施，对突发公共卫生事件伤者进行急救，及时转诊，书写医学记录及其他有关资料并妥善保管，尤其是要按规定做好个人防护和感染控制，严防疫情传播。

2. 传染病密切接触者和健康危害暴露人员的管理：协助开展传染病接触者或其他健康危害暴露人员的追踪、查找，对集中或居家医学观察者提供必要的基本医疗和预防服务。

3. 流行病学调查：协助对本辖区病人、疑似病人和突发公共卫生事件开展流行病学调查，收集和提供病人、密切接触者、其他健康危害暴露人员的相关信息。

4. 疫点疫区处理：做好医疗机构内现场控制、消毒隔离、个人防护、医疗垃圾和污水的处理工作。协助对被污染的场所进行卫生处理，开展杀虫、灭鼠等工作。

5. 应急接种和预防性服药：协助开展应急接种、预防性服药、应急药品和防护用品分发

等工作,并提供指导。

6. 宣传教育:根据辖区传染病和突发公共卫生事件的性质和特点,开展相关知识技能和法律法规的宣传教育。

(五)协助上级专业防治机构做好结核病和艾滋病患者的宣传、指导服务以及非住院病人的治疗管理工作,相关技术要求参照有关规定。

五、基本公共卫生服务项目报表

基本公共卫生服务项目报表每年通过国家基本公共卫生服务项目管理信息系统上报,上报频次为一年两次,年中上报自然年度1月1日至6月30日管理数据,年终上报自然年度数据。由社区卫生服务中心上报,依次通过区、市、省三级审核后正式上报至国家基本公共卫生服务项目管理信息系统,数据一经上报不可更改。

1. 登记传染病病例数(例):从年初到统计时间点,登记在册的传染病病例数。

2. 网络报告的传染病病例数(例):从年初到统计时间点,通过网络报告的传染病病例数,不包括重卡数。

3. 传染病疫情报告率:网络报告的传染病病例数/登记传染病病例数×100%。

4. 报告传染病病例数(例):从年初到统计时间点,已报告的传染病病例数。

5. 报告及时的病例数:从年初到统计时间点,严格按照报告时限已上报传染病病例数。

6. 传染病疫情报告及时率:报告及时的病例数/报告传染病病例数×100%。

7. 报告突发公共卫生事件相关信息数(个):从年初到统计时间点,已报告的突发公共卫生事件相关信息数。

8. 及时报告的突发公共卫生事件相关信息数(个):从年初到统计时间点,严格按照2小时报告时限已上报的突发公共卫生事件相关信息数。

9. 突发公共卫生事件相关信息报告率(%):及时报告的突发公共卫生事件相关信息数/报告突发公共卫生事件相关信息数×100%。

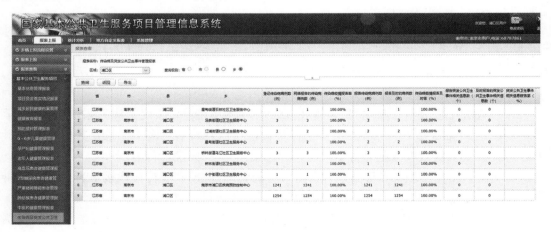

六、现场评价指标

基本公共卫生服务卫生传染病及突发公共卫生事件报告和处理服务绩效现场评价,针对项目执行,主要结合基本公共卫生服务半年度报表和年度报表。项目执行涉及传染病疫情报告和突发公共卫生事件相关信息报告、传染病疫情报告及时率及信息化建设、传染病疫情和突发公共卫生事件处置(各指标定义见上文,现场考核评价流程及方法见第二节)。

第二节　现场考核评价流程及方法

卫生传染病及突发公共卫生事件报告和处理服务绩效评价现场考核,项目区抽取若干家基层医疗卫生机构开展评价。通过现场查看门诊日志、传染病报告和突发公共卫生事件报告卡,结合中国疾病预防控制传染病监测信息系统和突发公共卫生事件报告系统,运用现场查阅资料、实地核查、核对信息化平台数据等方法开展。

一、传染病疫情报告和突发公共卫生事件相关信息报告

(一)评价对象

基层卫生医疗机构。

(二)指标说明

基层医疗卫生机构按照国家有关法律、法规和规范要求,建立健全传染病和突发公共卫生事件(相关信息)报告管理制度,年度内上报传染病和突发公共卫生事件(相关信息)的情况。

(三)数据资料来源

基层医疗卫生机构年度传染病和突发公共卫生事件报告管理制度、门诊日志、传染病报告和突发公共卫生事件报告卡,中国疾病预防控制传染病监测信息系统和突发公共卫生事件报告系统。

(四)评分标准

抽查的基层医疗卫生机构传染病病例和突发公共卫生事件(相关信息)报告率<100%,得0分。无传染病和突发公共卫生事件报告管理制度扣权重分,无传染病和突发公共卫生事件(相关信息)报告卡、未及时向上级部门上报突发公共卫生事件扣权重分,无相应传染病和突发公共卫生事件报告管理制度或制度内容存在错漏、内容未更新等问题扣权重分。

(五)现场考核评价流程及方法

1. 考核方法

1)现场查看基层医疗卫生机构是否启用医院信息系统(HIS系统),该系统是否具有传染病自动拦截和推送功能。

2)抄录某年度门诊日志、入/出院登记本上的法定传染病10例(不满10例的全部抽查)。尽量包含不同月份以及不同传播途径的法定传染病。乙肝、肺结核、血吸虫病等慢性传染病仅抽查初次诊断病例。

3)查看传染病和突发公共卫生事件报告管理制度。

【示例】

2022 年度某地开展年度基本公共卫生服务项目绩效评价,随机抽取某社区卫生服务中心,查看登记法定传染病病例、网络报告传染病病例、报告突发公共卫生事件相关信息、传染病和突发公共卫生事件报告管理制度。随机抽取该年度门诊日志、入/出院登记本上的法定传染病 10 例与中国疾病预防控制信息系统进行比对,10 例网络报病与登记本全部一致。

考核结果:$10/10 \times 100\% = 1$(分)。

2. 医疗机构法定传染病病例核查登记表填写说明

医疗机构法定传染病病例核查登记表(门诊和住院登记)(示例)

考核区:_____   机构名称 1:_____

序号	病例来源(1)	患者姓名(2)	性别(3)	年龄(4)	疾病名称(5)	发病日期(6)	诊断日期(7)	是否网报(8)	报卡录入时间(9)	是否及时(10)	备注(11)
1											
2											
3											
4											

注:(1)病例来源:① 门诊,② 住院。(6)、(7)均请按照原始登记填写,住院病例的发病日期、诊断日期的信息需查看患者住院病案。(9)报卡录入时间为传染病监测信息系统中报告卡录入时间。(10)比较传染病报告卡上的诊断时间与报卡录入时间间隔来判断是否及时。(8)、(10)"是"则打钩,"否"则打叉。

二、传染病疫情报告及时率及信息化建设

(一)评价对象

基层卫生医疗机构。

(二)指标说明

基层医疗卫生机构实现 HIS 系统传染病报告自动化,年度内及时上报传染病病例的情况。

(三)数据资料来源

查看基层医疗卫生机构是否实现 HIS 系统传染病自动报告以及年度门诊日志、传染病报告记录、传染病报告卡、中国疾病预防控制传染病监测信息系统。

(四)评分标准

现场查看基层医疗卫生机构是否启用医院信息系统(HIS 系统)、该系统是否具有传染病自动拦截和推送功能、能否实现 HIS 系统传染病报告自动化,未实现扣 0.5 分,传染病疫情报告及时率(甲类 2 小时内,其他 24 小时内)<100% 扣 0.5 分。

(五)现场考核评价流程及方法

考核方法:

1)核对传染病报告卡和中国疾病预防控制传染病监测信息系统。

2)登记病例的诊断时间与网络直报信息系统中该病例报告卡录入时间(甲类及按甲类

管理的传染病在 2 小时及以内报告视为及时,其他乙、丙类传染病在 24 小时及以内报告视为及时)。

3)被查单位使用 HIS 系统的,可查阅电子病历。有 HIS 系统但不具备病历查询浏览功能的,应从数据库中导出所有就诊病人的信息供查阅。

【示例】

2022 年度某地开展年度基本公共卫生服务项目绩效评价,随机抽取某社区卫生服务中心,现场使用门诊系统进行传染病报告测试 HIS 系统功能。对其他感染性腹泻病人,HIS系统具有自动拦截功能,HIS 还有自动推送报告功能。随机抽取入/出院登记本上的法定传染病 10 例(不满 10 例的全部抽查),与中国疾病预防信息控制系统中的网络直报卡进行比较,查看登记病例的诊断时间与网络直报信息系统中该病例报告卡录入时间是否超过规定时间(甲类 2 小时内,其他 24 小时内),出现 1 例迟报。

考核结果:基层医疗卫生机构实现 HIS 系统传染病报告自动化,得 0.5 分;

传染病疫情报告及时率(甲类 2 小时内,其他 24 小时内)<100%,扣 0.5 分。

三、传染病疫情和突发公共卫生事件处置

(一)评价对象

基层医疗卫生机构。

(二)指标说明

基层医疗卫生机构配合相关部门完成传染病疫情和突发公共卫生事件处置情况。

(三)数据资料来源

基层医疗卫生机构传染病疫情和突发公共卫生事件(相关信息)报告处置记录等有关资料。

(四)评分标准

未按要求处置的传染病疫情和突发性公共卫生事件有一起扣 0.2 分,扣完为止。

(五)现场考核评价流程及方法

考核方法:

现场查看基层医疗卫生机构传染病疫情和突发公共卫生事件(相关信息)报告处理记录等有关资料。

【示例】

2022 年度某地开展年度基本公共卫生服务项目绩效评价,随机抽取某社区卫生服务中心,查看该机构传染病疫情和突发公共卫生事件(相关信息)报告处置记录等有关资料。无一例瞒报、未及时报告或未按要求处置的传染病疫情和突发性公共卫生事件。

考核结果:按要求处置传染病疫情和突发公共事件,得 1 分。

第三节	**相关疑问解答**

1. 传染病及突发公共卫生事件报告和处理的服务对象为辖区人口,其中是否包括辖区内的流动人口?

答:包括辖区内的流动人口。服务人口类型可分为常住人口、户籍人口、流动人口,其中常住人口是指居住半年以上的户籍及非户籍居民。根据《国家基本公共卫生服务规范(第三版)》要求,传染病及突发公共卫生事件报告和处理的服务对象为辖区人口,是最为广泛的,包括了在辖区范围内的所有对象。

2. 突发公共卫生事件分为定级事件和非定级事件,其中非定级事件是否需要报告?

答:需要报告。按照《国家突发公共卫生事件相关信息报告管理工作规范(试行)》,所要求报告的突发公共卫生事件信息包括定级事件(参照《国家突发公共卫生事件应急预案》)和非定级事件。定级事件是最后纳入统计或公布的突发公共卫生事件。非定级事件信息也被称为突发公共卫生事件相关信息,是指未达到定级事件标准的其他事件信息。

3. 《规范》第二项服务内容中提到的"群体性不明原因疾病"具体定义是什么?

答:"群体性不明原因疾病"是指一定时间内(通常是指2周内),在某个相对集中的区域(如同一个医疗机构、自然村、社区、建筑工地、学校等集体单位)内同时或者相继出现3例及以上相同临床表现,经县级及以上医院组织专家会诊不能诊断或解释病因,有重症病例或死亡病例发生的疾病,可能是传染病(包括新发传染病)、中毒或其他未知因素引起的疾病。

4. 我国法定传染病是否只有甲、乙、丙三类,合计39种传染病?

答:目前我国《传染病防治法》规定的传染病包括甲、乙、丙三类合计39种。此外,法定传染病还包括国家卫健委决定列入乙类、丙类传染病管理的其他传染病和需要开展应急监测的其他传染病,如人感染猪链球菌病、发热伴血小板减少综合征、急性弛缓性麻痹(AFP)、埃博拉出血热、中东呼吸综合征、寨卡病毒病等。

5. 除国家法定传染病外,还需要报告其他传染病吗?

答:除国家法定传染病外,以下情形也需报告:

(1) 某行政辖区内的其他传染病,即省级人民政府决定按照乙类、丙类管理的其他地方性传染病和其他暴发、流行或原因不明的传染病。

(2) 不明原因肺炎和不明原因死亡等为特定目的监测的疾病。

6. 《规范》中增加的分诊记录,是否必须登记?

答:分诊记录必须开展登记。分诊记录是《规范》中新增加的内容。《传染病防治法》规定:医疗机构应当实行传染病预检、分诊制度;对传染病病人、疑似传染病病人,应当引导至相对隔离的分诊点进行初诊。《医疗机构传染病预检分诊管理办法》规定:二级以上综合医院应当设立感染性疾病科,没有设立感染性疾病科的医疗机构应当设立传染病分诊点。因此,开展预检分诊是传染病诊疗工作需要遵循的重要内容,同时要做好预检分诊的相关记录。

7. 如果基层医疗单位建立了医院信息系统(HIS),是否能等同分诊记录、门诊日志、入/出院登记、检测检验和放射登记的登记?

答:如果基层医疗卫生机构建立了医院信息系统(HIS),可由电子病历、电子健康档案自动生成规范的分诊记录、门诊日志、入/出院登记、检测检验和放射登记。但只有 HIS 系统具备自动生成规范的各类记录功能时,才能视为等同登记。

8. 现住地址不是户籍所在地时,现住址如何填报?

答:现住地址是指患者发病时的住址,而不是户籍所在地址。具体包括:

(1)专程至外地就诊,应填写病人的常住地。如某病人患手足口病,该病人由 A 城市至 B 城市就诊,现住址应填写 A 城市。

(2)外出或至外地工作、出差、旅游等期间患病,应填写工作地、寄宿或宾馆等地址。

(3)如新发传染病的境外输入病例等无法提供本人现住地址的,填写报告单位地址。

(4)羁押或服刑人员患病,填写羁押或服刑场所地址。

9. 传染病病人因意外或非传染病死亡时,死亡日期如何填报?

答:因患某种传染病死亡的时间需填报,因意外或非传染病死亡时不需填报。艾滋病病人和 HIV 感染者死亡,不论是否因艾滋病死亡,均须及时进行死亡报告。

10. 是否所有乙类和丙类传染病都是 24 小时内报告?

答:部分非甲类传染病需 2 小时内报告,包括乙类传染病中按照甲类管理的传染病病人或疑似病人,或其他传染病和不明原因疾病暴发时,均应于 2 小时内完成报告。《规范》中乙类传染病中按甲类管理的病种包括肺炭疽、传染性非典型肺炎、埃博拉出血热、人感染禽流感(注:新亚型禽流感病例)、寨卡病毒病、黄热病、拉沙热、裂谷热、西尼罗病毒等。而人感染 H5N1 禽流感和人感染 H7N9 禽流感病例均按照一般的乙类传染病管理,24 小时内报告即可。

11. 当发现传染病报告卡报告错误或报告病例转归(死亡),或诊断情况发生变化时,是否可以在原纸质报告卡片上进行订正?

答:不可以。发现报告错误或报告病例转归(死亡),或诊断情况发生变化时,报告单位应及时对"传染病报告卡"和/或"突发公共卫生事件相关信息报告卡"等进行订正。订正报告时,需要重新填写传染病报告卡或抽取电子传染病报告卡,卡片类别选择订正项,并注明原报告疾病名称,并按报告时限要求在网络直报系统中完成订正。

12. 艾滋病、乙肝、丙肝、肺结核、梅毒、血吸虫病等慢性传染病就诊时,如曾经作出诊断并报告过,是否还需要进行报告?

答:诊断结果与首次报告诊断一致的不需要报告。医疗卫生机构在作出艾滋病、乙肝、丙肝、肺结核、梅毒、血吸虫病等慢性传染病诊断时,如已知该患者本次病程曾经作出诊断并被报告过,则可不再进行报告;如对该患者的报告情况不清楚,仅对首次就诊进行一次性报告,再次就诊时诊断结果未发生变更则不再进行报告;跨年度的既往病例,如诊断变更或因该病死亡时应再次报告。

13.《规范》要求做好个人防护和感染控制,严防疫情传播,其中个人防护方式包括哪些方面?

答:个人防护的方式包括标准预防,接触传播的防护、空气传播的防护、飞沫传播的防护和虫媒传播的防护等。其中,标准预防是指认为患者的血液、体液、分泌物、排泄物均具有传染性,须进行隔离,不论是否有明显的血迹、污染,是否接触非完整的皮肤与黏膜,接触上述物质者,必须采取预防措施,是针对医疗机构人员采取的一组预防感染措施。包括手卫生,根据预期可能的暴露选用手套、防护服(隔离衣)、口罩、护目镜或防护面罩以及安全注射,也包括穿戴合适的防护用品处理患者所在环境中污染的物品与医疗器械。

14. 《规范》中要求开展应急接种和预防性服药,基层医疗卫生机构是否可以做出此类处置决定?

答:不可以。应急接种、预防性服药为一些疾病应急时所采取的药物性预防措施。基层医疗卫生机构是在上级疾病预防控制机构等指导下就相关工作提供协助,而如何开展应急接种和预防性服药都应由上级疾病预防控制机构等提出并经当地卫生行政部门批准后实施。

15. 基层医疗卫生机构协助开展传染病和突发公共卫生事件的报告和处置,工作职责如何具体界定?

答:基层医疗卫生机构在本项服务中,必须做好传染病和突发公共卫生事件的发现、报告和管理,协助开展传染病和突发公共卫生事件的调查和处置。

16. 乡镇卫生院(村卫生室)和社区卫生服务中心(站)要配备专(兼)职人员负责传染病和突发公共卫生事件的报告,是否配备了人员就可以了?

答:配备人员必须符合以下要求:二级及以上医疗卫生机构必须配备 2 名或以上专(兼)职人员,二级以下医疗机构至少配备 1 名专(兼)职人员。

17. 很多地方试点了电子版传染病报告卡,是否和纸质版的传染病报告卡一样具备法律效力?

答:《全国传染病信息报告管理工作技术指南(2016 版)》明确规定,各级各类医疗机构已实现传染病报告卡电子化的,符合《中华人民共和国电子签名法》,具备电子签名和时间戳视为与纸质文本具有同等法律效力,须做好备份工作,备份保存时间至少与纸质传染病报告卡保持一致。暂不符合条件的须打印成标准纸质卡片由首诊医生签名后保存备案。实现直接数据交换的医疗机构,电子交换文档(转换的 XML 文件)应当做好备份,保存时间至少与纸质传染病报告卡保持一致。首诊医生在诊疗过程中发现传染病病人及疑似病人后可通过电子病历、电子健康档案自动抽取符合交换文档标准的电子传染病报告卡。

第四节　本章自测试题及答案

一、单选题

1. 疫情报告应遵循的原则是　　　　　　　　　　　　　　　　　　　（　　）

    A. 属地管理原则　　　　　　　　　　B. 分级管理原则

    C. 系统管理原则　　　　　　　　　　D. 上级管理原则

2. 我国现行最新的法定传染病分为　　　　　　　　　　　　　　　　（　　）

    A. 3 类 37 种　　　　B. 3 类 39 种　　　　C. 3 类 40 种　　　　D. 3 类 41 种

3. 以下哪些传染病列入乙类传染病,但需采取甲类传染病预防控制措施　（　　）

    A. 非典、肺结核　　　　　　　　　　B. 非典、人感染致病性禽流感

    C. 非典、艾滋病　　　　　　　　　　D. 流行性感冒、人感染致病性禽流感

4. 责任报告单位或责任报告人在发现除按甲类管理的乙类传染病外,其他乙、丙类传染病病人、疑似病人和规定报告的病原携带者,通过网络直报或电话、传真等方式进行报告的时限为 　　　　　（　　）

　A. 2 小时　　　　　B. 6 小时　　　　　C. 12 小时　　　　　D. 24 小时

5. 责任报告单位发现本年度内漏报的传染病病例时应该 　　　　　　　　（　　）

　A. 及时补报　　　B. 年末集中补报　　　C. 下年度补报　　　D. 不需要再报告

6. 医疗机构应当实行的传染病制度是 　　　　　　　　　　　　　　　（　　）

　A. 预检、分诊　　　B. 分诊、消毒　　　C. 预检、隔离　　　D. 消毒、隔离

7. 对传染病病人和疑似病人应当采取 　　　　　　　　　　　　　　　（　　）

　A. 就地隔离、就地治疗　　　　　　　B. 就地观察、就地治疗

　C. 就地隔离、就地观察、就地治疗　　　D. 就地隔离、就地观察

8. 传染期的概念是 　　　　　　　　　　　　　　　　　　　　　　（　　）

　A. 最长潜伏期与最短潜伏期之间的时间

　B. 从感染病原体到出现临床症状的时间

　C. 病人能排出病原体的整个时间

　D. 从临床症状出现到病原体不再排出的时间

二、多选题

1. 相关病历文书记录项目包含 　　　　　　　　　　　　　　　　　（　　）

　A. 分诊记录　　　B. 门诊日志　　　C. 入/出院登记　　　D. X 线检查登记

　E. 实验室检测检验登记

2. 填写传染病报告卡时.以下哪些要求是正确的 　　　　　　　　　　（　　）

　A. 学校、托幼机构学生的工作单位一栏不需填写

　B. 传染病报告卡统一用 A4 纸印刷,使用钢笔或圆珠笔填写

　C. 病人同时患两种或两种以上传染病时应分别报卡

　D. 14 岁以下的患儿要求填写患者家长姓名

　E. 有效证件号如果无法获取可以不用填写

3. 下列哪些情况需要进行订正报告 　　　　　　　　　　　　　　　（　　）

　A. 发现报告错误　　　　　　　　　B. 病例发生诊断变更

　C. 已报告病例因该病死亡　　　　　　D. 疑似病例确诊

　E. 患者及家属出于隐私考虑,不同意上报

4. 传染病疫情及突发公共卫生事件报告管理培训内容包括 　　　　　　（　　）

　A. 全体职工定期培训　　　　　　　B. 新职工入职培训

　C. 相关知识和技能更新培训　　　　　D. 必要时才开展培训

　E. 基层机构认为需要培训的其他情形

5. 《突发公共卫生事件应急条例》规定,医疗卫生机构应当对突发公共卫生事件伤者提供的服务有 　　　　　　　　　　　　　　　　　　　　　　　　　（　　）

　A. 医疗救护　　　B. 现场救援　　　C. 技术调查　　　D. 及时转诊

　E. 严防传播

参考答案

一、单选题

1. A **2.** D **3.** B **4.** D **5.** A **6.** A **7.** C **8.** C

二 多选题

1. ABCDE **2.** BCD **3.** ABCD **4.** ABCE **5.** ABDE

第十五章

卫生计生监督协管

本章节主要围绕《国家基本公共卫生服务规范(第三版)》卫生计生监督协管相关要点及绩效评价考核内容,针对日常管理工作,从报表填报、台账留存、完成率等多个角度,就现场考核要点、考核流程、评分方式及相关疑问解答等内容展开编写。

第一节　绩效评价相关要点

一、相关定义

1. 卫生计生监督协管信息报告率＝报告的事件或线索次数/发现的事件或线索次数×100%。注:报告事件或线索包括食源性疾病、饮用水卫生安全、学校卫生、非法行医和非法采供血、计划生育。

2. 协助开展食源性疾病、饮用水卫生安全、学校卫生、非法行医和非法采供血、计划生育实地巡查的次数。

1) 食源性疾病及相关信息报告:发现或怀疑有食源性疾病、食品污染等对人体健康造成危害或可能造成危害的线索和事件,及时报告。

2) 饮用水卫生安全巡查:协助卫生计生监督执法机构对农村集中式供水、城市二次供水和学校供水进行巡查,协助开展饮用水水质抽检服务,发现异常情况及时报告;协助有关专业机构对供水单位从业人员开展业务培训。

3) 学校卫生服务:协助卫生计生监督执法机构定期对学校传染病防控开展巡访,发现问题隐患及时报告;指导学校设立卫生宣传栏,协助开展学生健康教育;协助有关专业机构对校医(保健教师)开展业务培训。

4) 非法行医和非法采供血信息报告:协助定期对辖区内非法行医、非法采供血开展巡访,发现相关信息及时向卫生计生监督执法机构报告。

5) 计划生育相关信息报告:协助卫生计生监督执法机构定期对辖区内计划生育机构计划生育工作进行巡查,协助对辖区内与计划生育相关的活动开展巡访,发现相关信息及时报告。

二、服务对象

辖区内居民。

三、服务流程

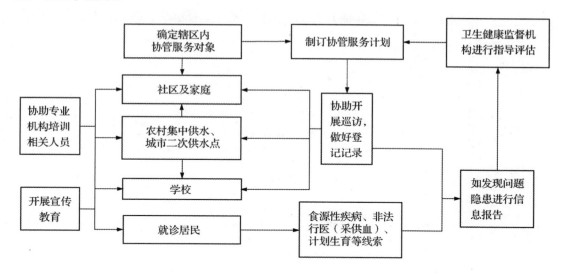

四、服务要求

1. 县（区）级卫生计生行政部门要建立健全各项协管工作制度和管理规定，为基层医疗卫生机构开展卫生计生监督协管工作创造良好的条件。

2. 县（区）卫生计生监督执法机构要采用在乡镇、社区设派出机构或派出人员等多种方式，加强对基层医疗卫生机构开展卫生计生监督协管的指导、培训并参与考核评估。

3. 乡镇卫生院、社区卫生服务中心要建立健全卫生计生监督协管服务有关工作制度，配备专（兼）职人员负责卫生计生监督协管服务工作，明确责任分工。有条件的地区可以实行零报告制度。

4. 要按照国家法律、法规及有关管理规范的要求提供卫生计生监督协管服务，及时做好相关工作记录，记录内容应齐全完整、真实准确、书写规范。

五、基本公共卫生服务项目报表

基本公共卫生服务项目报表每年通过国家基本公共卫生服务项目管理信息系统上报，上报频次为一年两次，年中上报自然年度 1 月 1 日至 6 月 30 日管理数据，年终上报自然年度数据。由社区卫生服务中心统计上报，依次通过区、市、省三级审核后正式上报至国家基本公共卫生服务项目管理信息系统，数据一经上报不可更改。

1. 发现的事件或线索次数（个）：从年初到统计时间点，发现的事件或线索次数。事件或线索包括食源性疾病、饮用水卫生安全、学校卫生、非法行医和非法采供血、计划生育。

2. 报告的事件或线索次数（个）：从年初到统计时间点，报告的事件或线索次数。事件或线索包括食源性疾病、饮用水卫生安全、学校卫生、非法行医和非法采供血、计划生育。

3. 卫生计生监督协管信息报告率（%）：报告的事件或线索次数/发现的事件或线索次数×100%。

4. 协助开展食源性疾病、饮用水卫生安全、学校卫生、非法行医和非法采供血、计划生育实地巡查的次数（次）：从年初到统计时间点，协助开展食源性疾病、饮用水卫生安全、学校卫生、非法行医和非法采供血、计划生育实地巡查的次数。

六、现场评价指标

基本公共卫生服务卫生计生监督协管绩效现场评价，针对项目执行，主要结合基本公共卫生服务半年度报表和年度报表。项目执行涉及卫生计生监督协管信息报告以及卫生计生监督协管巡查情况（各指标定义见上文，现场考核评价流程及方法见第二节）。

第二节　现场考核评价流程及方法

基层医疗卫生机构设立（或聘用）卫生监督协管人员，通过现场查阅卫生计生监督协管信息报告表、协管巡查信息登记表以及相关现场工作记录等资料，结合实地核查等形式开展。

一、卫生计生监督协管信息报告

（一）评价对象

基层医疗卫生机构。

（二）指标说明

基层医疗卫生机构按照规范要求和本地区卫生计生监督协管服务有关工作制度，开展卫生计生监督协管工作，年度内报告有关事件或线索的情况。

（三）数据资料来源

基层医疗卫生机构卫生计生监督协管工作有关制度，相关工作记录，卫生计生监督协管信息登记报告表。

（四）评分标准

1. 基层医疗卫生机构设立卫生监督协管室，聘用不少于 2 名卫生监督协管人员（文件或记录)(权重分)。

2. 有服务记录(权重分)。

3. 卫生计生监督协管信息报告,得分＝基层医疗卫生机构报告的事件、线索数/当地实际发生的事件、线索数×100％×权重分。当地考核年度实际发生的事件、线索数由区级卫生计生监督机构提供。

(五)现场考核评价流程及方法

1. 有效巡查

基层医疗卫生机构按照《国家基本公共卫生服务规范(第三版)》要求和本地区卫生监督协管服务有关工作制度巡查的台账资料。

2. 考核方法

现场翻阅台账资料,查看基层医疗卫生机构卫生监督协管工作有关制度、相关工作记录、卫生监督协管信息登记报告表。查看时间为考核年度1月1日至统计时间点,获取时间段相关服务信息。

【示例】

2022年度某地开展年度基本公共卫生服务项目绩效评价,随机抽取某社区卫生服务中心。该基层医疗卫生机构设立卫生监督协管室,聘任2名专(兼)职卫生监督协管人员,有领导小组和专(兼)职协管人员红头文件。现场查看服务记录完整详细。该社区卫生服务中心登记报告事件数为9件,当地实际发生事件数为10件。

基层医疗卫生机构设立(或聘用)卫生监督协管人员(文件或记录):得0.5分;

设立相关台账及资料:得0.5分;

卫生监督协管信息报告:9/10×100％×1分＝0.9分。

3. 登记表格

卫生计生监督协管信息报告登记表

机构名称:

序号	发现时间	信息类别	信息内容	报告时间	报告人

注:1. 信息类别:食源性疾病、饮用水卫生、学校卫生、非法行医(采供血)、计划生育。

2. 信息内容:注明发现问题(隐患)的地点、内容等有关情况,进行简单描述。

二、卫生计生监督协管巡查情况

(一)评价对象

基层医疗卫生机构。

(二)指标说明

基层医疗卫生机构按照《国家基本公共卫生服务规范(第三版)》要求和本地区卫生监督

协管服务有关工作制度,协助开展卫生监督协管实地巡查的次数,反映卫生监督协管工作开展的数量。

（三）数据资料来源

基层医疗卫生机构卫生监督协管工作有关制度,相关工作记录,卫生计生监督协管巡查登记表。

（四）评分标准

1. 掌握本区域巡查本底（1分）。

2. 巡查工作记录完整、真实、规范（1分）。

（五）现场考核评价流程及方法

1. 有效巡查

巡查内容包括食源性疾病信息报告、饮用水卫生安全、学校卫生、非法行医、非法采供血实地巡查,每年巡查（访）2次完成率≥年度绩效目标值。

2. 考核方法

现场翻阅台账资料,查看基层医疗卫生机构卫生监督协管工作巡查次数。查看时间为考核年度1月1日至统计时间点,获取时间段相关服务信息。

【示例】

2022年度某地开展年度基本公共卫生服务项目绩效评价,随机抽取某社区卫生服务中心,考核该基层医疗卫生机构卫生监督协管各专业每年巡查（访）2次完成率指标。巡查本底数20所,全年2次以上巡查（访）仅覆盖15所。现场拨打5个电话核实工作均真实开展,档案资料完整、规范。

本区域巡查本底：$15/20 \times 100\% = 75\% < 90\%$,不得分；

巡查工作记录完整、真实、规范：得1分。

3. 登记表格

卫生计生监督协管巡查登记表

序号	巡查地点与内容	发现的主要问题	巡查日期	巡查人	备注

注：对食源性疾病、饮用水卫生、学校卫生、非法行医（采供血）、计划生育开展巡查,填写本表。备注栏填写发现问题后的处置方式（如报告卫生计生监督执法机构或帮助整改等内容）。

第三节　相关疑问解答

1. 卫生计生监督协管服务的对象是哪些人？

答:卫生计生监督协管服务的对象是指辖区内居住的所有居民。其工作对象是辖区内的各类学校、二次供水(水箱)单位、农村集中式供水设施、非法行医、非法采供血与非法计生服务提供者。通过对工作对象行为的规范来服务辖区内的居民。

2. 什么是卫生计生监督协管?

答:乡镇卫生院(村卫生室)、社区卫生服务中心(站)等基层医疗卫生机构及其卫生技术人员在卫生计生监督执法机构指导下,协助开展巡查(访)、信息收集、信息报告、宣传指导以及调查处置等。

3. 卫生计生监督协管服务的目标是什么?

答:充分利用公共卫生网络和基层医疗卫生机构的前哨作用,解决基层卫生监督相对薄弱的问题,从而建成横向到边、纵向到底,覆盖城乡的卫生监督网络体系,及时发现违反卫生法律法规的行为,保障广大群众公共卫生安全。同时,通过对广大居民的宣传、教育,不断提高城乡居民健康知识和卫生计生法律政策知晓率,提升人民群众疾病防控意识,切实为广大群众提供卫生计生健康保障。

4. 何为卫生计生监督? 卫生计生监督手段有哪些?

答:卫生计生监督指国家卫生行政机关或法律、法规授权的组织及其工作人员执行和适用卫生法律、法规和规章的规定,对公民、法人和其他组织贯彻卫生法规的情况进行督促检查,处理具体卫生行政事务的活动。卫生计生监督手段是指卫生计生行政机关/法律法规授权组织贯彻卫生法律规范、实施卫生监督过程中所采取的措施和方法。主要手段有卫生法制宣传教育、卫生行政许可、卫生监督检查、卫生行政奖励、卫生行政处罚、卫生行政强制。

5. 卫生计生监督协管服务与卫生计生监督的关系是什么?

答:卫生计生监督协管与卫生计生监督的最大不同是前者没有执法权,后者有执法权。基于这个前提,卫生计生监督协管所能做的是协助卫生计生监督开展部分信息收集、报告、巡查、教育培训等不需要执法权的工作。具体包括:

(1)食源性疾病及相关信息报告,即发现或怀疑有食源性疾病、食品污染等对人体健康造成危害或可能造成危害的线索和事件,及时报告。

(2)饮用水卫生安全巡查,即协助卫生计生监督执法机构对农村集中式供水、城市二次供水和学校供水进行巡查,协助开展饮用水水质抽检服务,发现异常情况及时报告;协助有关专业机构对供水单位从业人员开展业务培训。

(3)学校卫生服务,即协助卫生计生监督执法机构定期对学校传染病防控开展巡访,发现问题隐患及时报告;指导学校设立卫生宣传栏,协助开展学生健康教育;协助有关专业机构对校医(保健教师)开展业务培训。

(4)非法行医和非法采供血信息报告,即协助定期对辖区内非法行医、非法采供血开展巡访,发现相关信息及时向卫生计生监督执法机构报告。

(5)计划生育相关信息报告,即协助卫生计生监督执法机构定期对辖区内计划生育机构计划生育工作进行巡查,协助对辖区内与计划生育相关的活动开展巡访,发现相关信息及时报告。

6. 饮用水的采样检测由谁来做? 采样检测频率是多少?

答:具备条件的卫生计生监督协管员可以进行采样与检测。如不具备条件的话,卫生计生监督协管员只负责采样送检即可。关于采样检测的频率,各省份可以根据自己的情况,参考 2012 年版的《卫生监督协管技术规范》的要求,确定本省份的卫生计生监督协管饮用水采样检测频率。

7. 食源性疾病及相关信息怎么报告?

答:《中华人民共和国食品安全法》第一百零四条规定,医疗机构发现其接收的病人属于食源性疾病病人或者疑似病人的,应当按照规定及时将相关信息向所在地县级人民政府卫生行政部门报告。县级人民政府卫生行政部门认为与食品安全有关的,应当及时通报同级食品安全监督管理部门。

第四节 本章自测试题及答案

一、判断题

1. 卫生监督协管服务的对象是城镇的居民。　　　　　　　　　　　（　　）

2. 卫生监督协管服务中职业卫生不需要开展巡查。　　　　　　　　（　　）

3. 职业卫生咨询指导过程中,发现可疑职业病患者只需向本医院领导汇报。（　　）

4. 农村集中式供水不包含在饮用水卫生安全巡查范围内。　　　　　（　　）

二、填空题

1. 卫生监督协管的服务对象是_____。

2. 协助卫生监督机构对农村集中式供水、城市_____和学校供水进行每年_____次巡查。

3. 协助卫生监督机构定期对学校_____开展巡访,发现问题隐患及时报告;指导学校设立卫生宣传栏,协助开展学生_____;协助有关专业机构对校医开展业务培训。

4. 卫生监督协管信息报告事件或线索包括_____、_____、_____、非法行医和非法采供血。

5. 按照卫生监督协管服务要求,每季度对_____户社区居民家庭水龙头水质进行现场检测。

三、单选题

1. 发现现场水质检测不合格、接到水质感官异常反映、24 小时内出现(　　)例以上有共同饮水史的疑似病例,填写"卫生监督协管信息报告登记表",立即报告辖区卫生监督机构

　A. 1 例　　　　　　B. 2 例　　　　　　C. 3 例　　　　　　D. 5 例

2. 卫生行政执法主体是　　　　　　　　　　　　　　　　　　　　（　　）

　A. 卫生行政部门　　　　　　　　　B. 卫生监督机构

　C. 人民政府　　　　　　　　　　　D. 疾病预防控制机构

3. 发现或怀疑有食物中毒、食源性疾病、食品污染等对人体健康造成危害或可能造成危害的线索和事件,应当及时报告并协助调查的机构是　　　　　　　（　　）

　A. 疾病预防控制机构　　　　　　　B. 卫生行政部门

　C. 卫生监督机构　　　　　　　　　D. 上级医疗机构

4. 食物中毒与其他传染病最重要的区别是　　　　　　　　　　　　　(　)

　　A. 多人同时发病　　　　　　　　　B. 时间相对集中

　　C. 吃过同一种食物　　　　　　　　D. 以急性胃肠疾病为主

5. 对食品安全事故进行初步核实后,应于多长时间内将事故相关信息通过电话等方式

　　报告给辖区卫生行政部门　　　　　　　　　　　　　　　　　　(　)

　　A. 2 个小时内　　　B. 6 个小时内　　　C. 12 个小时内　　　D. 24 个小时内

参考答案

一、判断题

1. ×　　**2.** √　　**3.** ×　　**4.** ×

二、填空题

1. 辖区内居民　**2.** 二次供水　2　**3.** 传染病防控　健康教育　**4.** 食品安全　饮用水卫生安全　学校卫生　**5.** 5

三、单选题

1. C　**2.** A　**3.** C　**4.** C　**5.** A